# Massage Quickies
## *zum Verwöhnen*

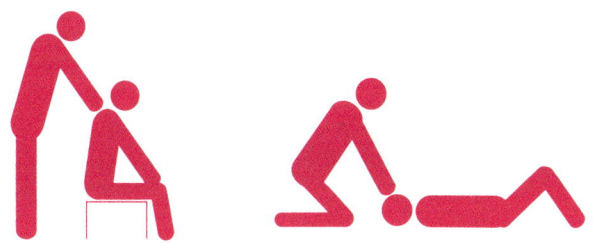

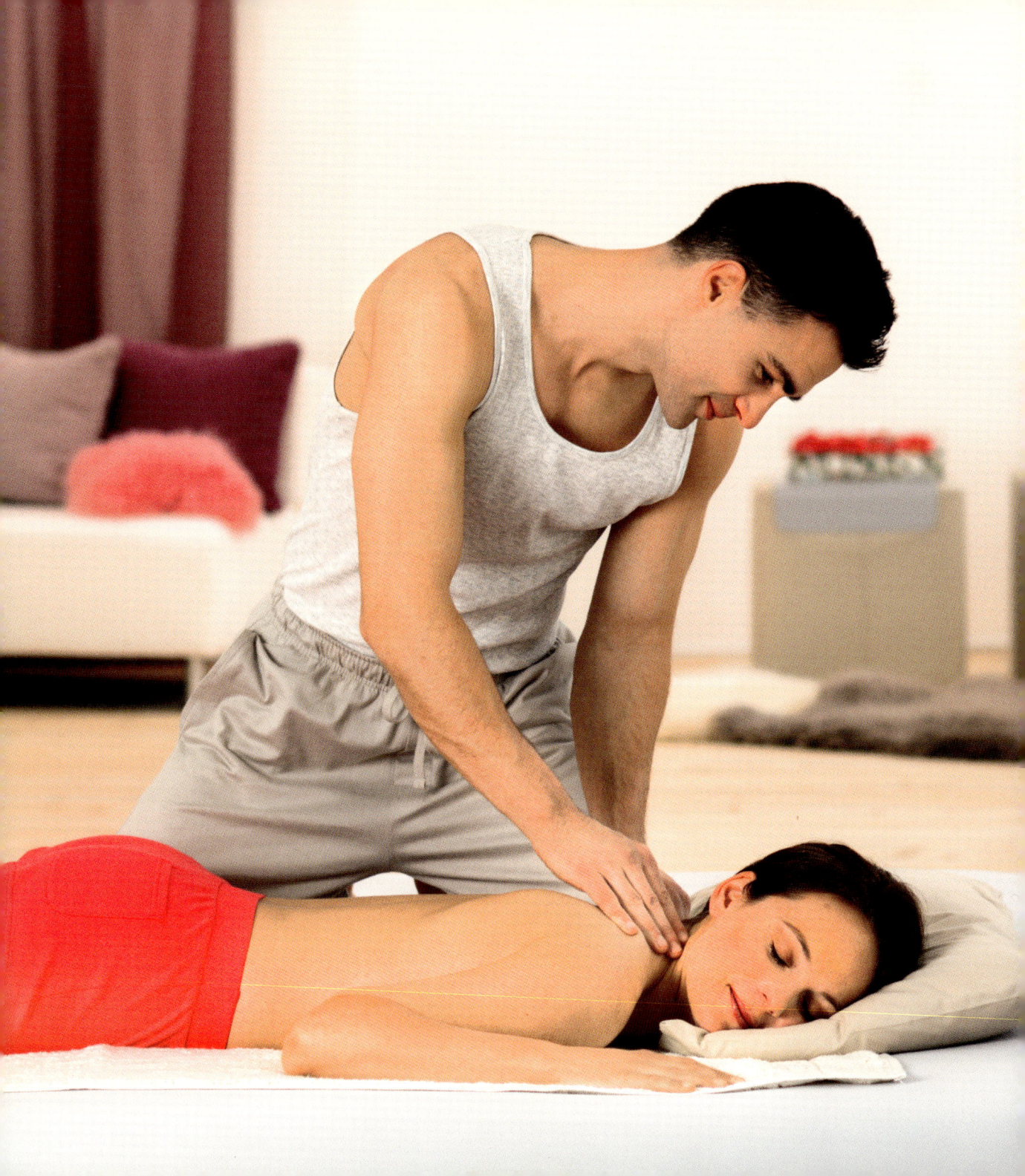

Rahel Rehm-Schweppe

# Massage Quickies
## *zum Verwöhnen*

Partner- und
Selbstmassage

# Inhalt

## Massage-Quickies: Vom Zauber der Massage 6

## Massage-Quickies – die Praxis 30

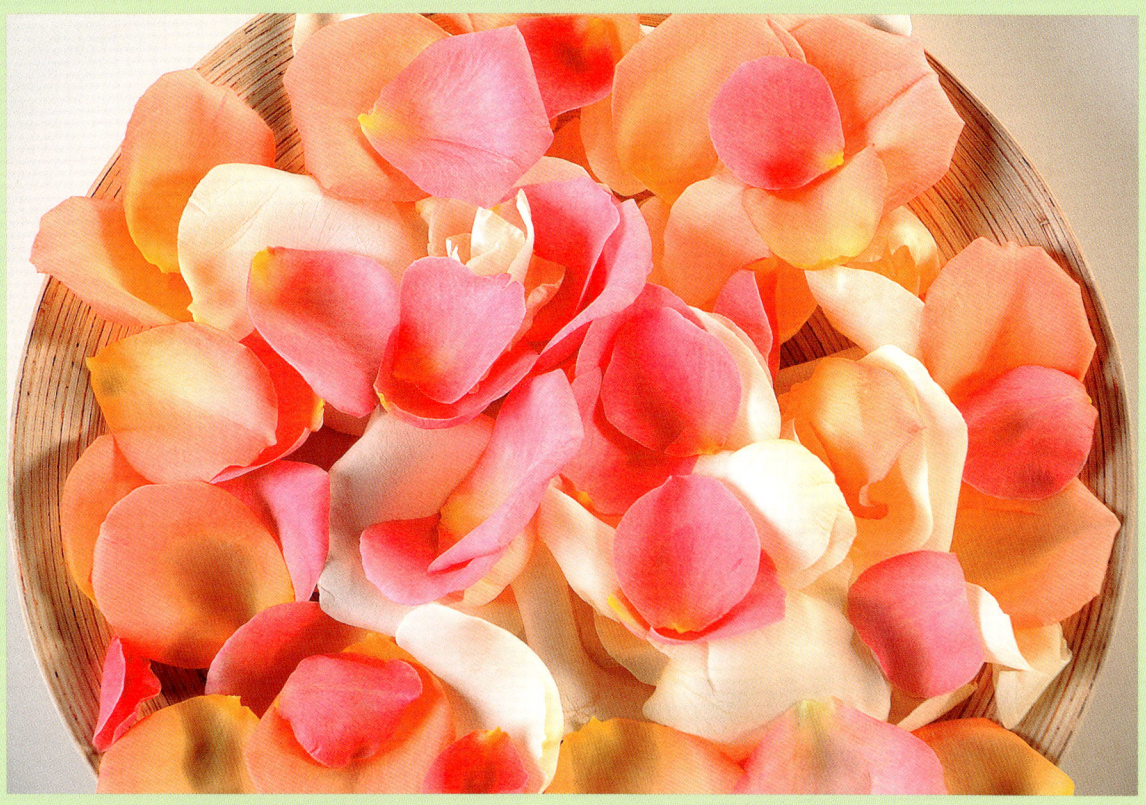

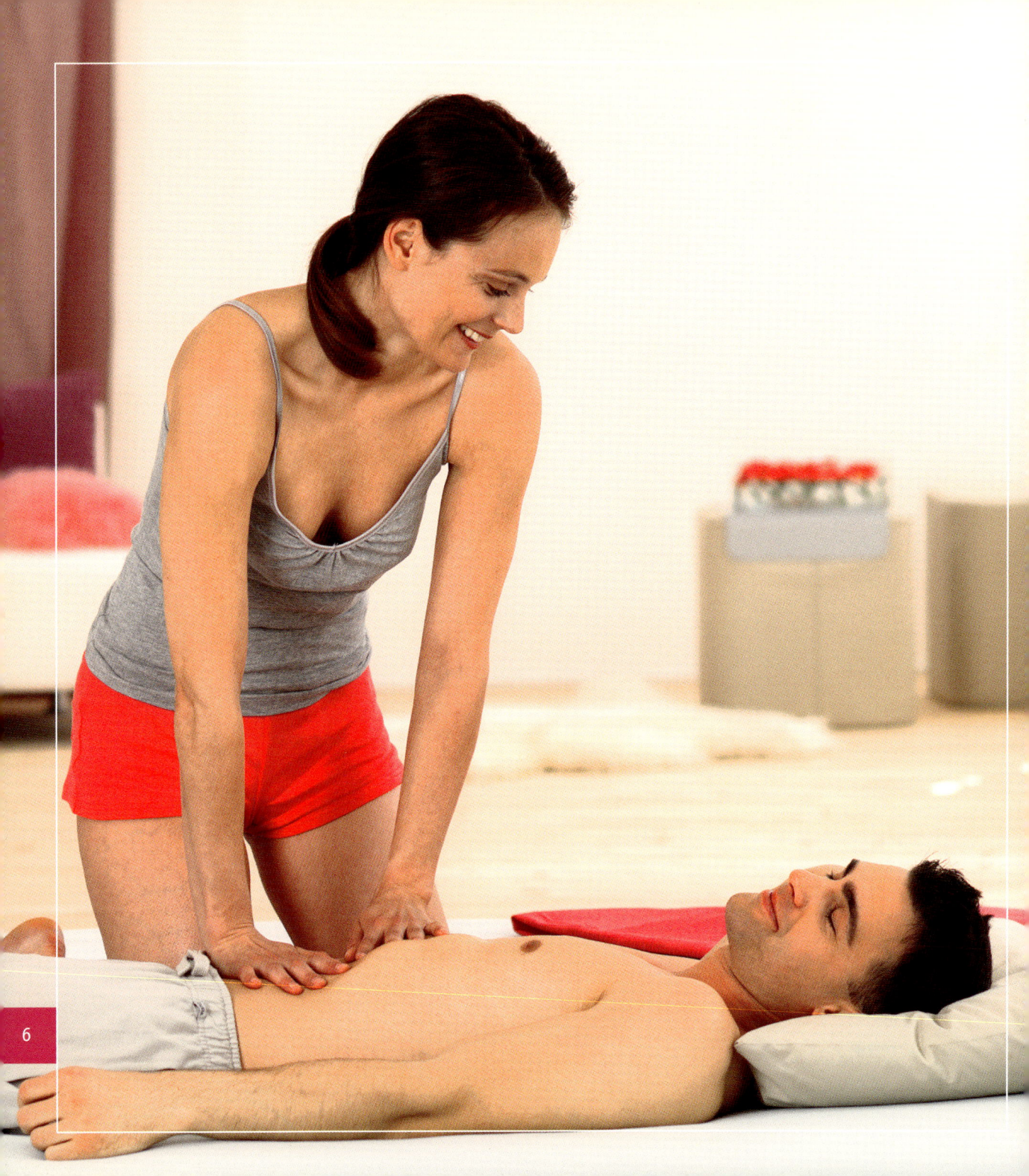

# Vom Zauber der Massage

# Die Tradition der Berührung

Liebevolle Berührungen sind für uns Menschen seit Urzeiten intimer Ausdruck von Zuneigung und Wohlwollen. Ein sanftes Streichen über die Wange oder eine innige Umarmung bedeuten manchmal mehr als viele Worte. Daher sind Berühren und Berührtwerden auch die ursprünglichsten Arten der Kommunikation: Zwei Menschen können einander alleine dadurch, dass ihre Körper miteinander in Kontakt treten, sehr viel über ihre Gefühle und Stimmungen mitteilen.

## SO ALT WIE DIE MENSCHHEIT

Bei der Massage werden liebevolle Berührungen in konkrete Bahnen gelenkt, um damit eine besondere Wirkung zu erzielen. Schon kleine Kinder reiben instinktiv bestimmte Bereiche ihres Körpers, wenn sie Schmerzen haben – und nichts vertreibt ihre Wehwehchen so gut wie ein paar beruhigende Streicheleinheiten. Bereits vor Tausenden von Jahren wurden Berührungen aber auch gezielt eingesetzt, um bestimmte Beschwerden zu lindern. So finden sich beispielsweise schon in den ersten schriftlichen Zeugnissen der Traditionellen Chinesischen Medizin Anleitungen für verschiedene Massagebehandlungen, und die Wurzeln der ayur-

vedischen Massagetradition sind sehr viel älter als unsere Zeitrechnung.

## MASSAGEN IN ALLER WELT

Im Laufe der Zeit haben sich rings um den Globus in nahezu jeder Kultur eigene Massagetraditionen entwickelt, die zwar alle auf der Kraft der Berührung basieren, sie aber auf die unterschiedlichsten Arten einsetzen:

> Im indischen Ayurveda werden Massagen traditionell mit viel Öl durchgeführt, das speziell zu diesem Zweck ausgewählt und je nach Bedarf mit weiteren Substanzen angereichert wird.

> In der chinesischen und japanischen Massagetradition ist ein wesentlicher Bestandteil der Behandlung der gezielte Druck auf festgelegte Punkte am Körper. Dadurch sollen bestimmte Wirkungen erzielt werden. Öl kommt hierbei nur selten zum Einsatz.

> Bei der traditionellen Thai-Massage wird der Körper des Partners nicht nur gedrückt oder geknetet, sondern durch den Körpereinsatz des Massierenden bewegt und in bestimmte Stellungen gebracht. Obwohl die asiatischen Massagetraditionen wohl die ältesten und bewährtesten sind, kennt man

auch in anderen Teilen der Welt viele verschiedene Massagemethoden, wie die hawaiianische Lomi-lomi-Massage, Massagen mit heißen Steinen oder mit einer Vielzahl spezieller Ölmischungen oder Kräuterpasten.

### DIE EUROPÄISCHE MASSAGETRADITION

In Europa haben Massagen zwar keine so bedeutende Tradition wie im asiatischen Raum, sie sind aber dennoch schon sehr lange bekannt: Sowohl im antiken Griechenland als auch im alten Rom wurden Massagen in der Medizin wie in der Bäderkultur geschätzt. Nach dem Ende der Antike hat die Massage für lange Zeit keine große Rolle mehr in der Heilkunst gespielt, auch aus dem Privatleben hat das sinnenfeindliche Mittelalter den Massagegenuss weitgehend verdrängt. Erst seit Beginn des 19. Jahrhunderts gibt es mit der Schwedischen Massage wieder eine bedeutende Massagemethode, die auch heute ein wichtiges Mittel bei der Behandlung von Verspannungen und anderen Beschwerden des menschlichen Bewegungsapparates ist.

Der medizinische Einsatz der Schwedischen Massage hat die Massage wieder bekannt gemacht. Neben den medizinisch wirksamen Massagen, die nur von Therapeuten ausgeführt werden sollen, gibt es aber eine Vielzahl von Massagen, für die

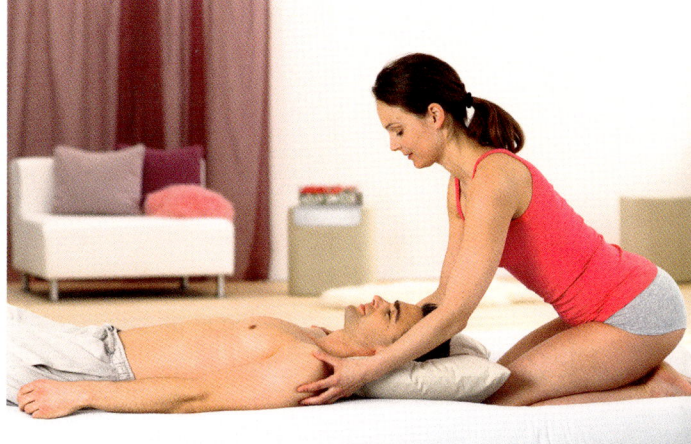

*Mit einer liebevollen Massage können Sie Ihrem Partner viel Entspannung und Wohlbefinden schenken.*

man keine Ausbildung benötigt. Bringen Sie sich also nicht um den Genuss, den eine einfache Massage bieten kann, wenn sie mit etwas Aufmerksamkeit und Wohlwollen durchgeführt wird.

### JEDER VON UNS KANN MASSIEREN

Ob mit oder ohne Öl, chinesisch, indisch oder über die Reflexzonen – bei manchen Massagen kommt es weniger auf umfangreiche Kenntnisse als auf Hingabe und Einfühlungsvermögen des Massierenden an. In diesem Buch werden Sie eine Vielzahl kurzer, einfacher Massagetechniken kennenlernen, mit denen Sie auch ohne Vorkenntnisse sofort eine angenehme, kleine Massage durchführen können.

# Was sind Massage-Quickies?

Wer sagt, dass Massagen zeitaufwendig sein müssen? Auch kurze Massagen können erstaunliche Wirkungen entfalten. Ob eine, fünf oder zehn Minuten: Mit ein paar einfachen Griffen und Drucktechniken können Sie sich auch zwischendurch schnell entspannen, Stress lösen oder Schmerzen und Beschwerden lindern.

Massage-Quickies sind ausgewählte Kurzmassagen, die sich in kürzester Zeit durchführen lassen. Sie benötigen meist keine oder nur wenig Vorbereitung, sodass Sie die Massagen (fast) immer und überall einsetzen können. Auch wer noch nie massiert hat, findet sicher den richtigen Einstieg in eines der ältesten Wellness-Programme der Welt. Massage-Quickies beschränken sich auf das Wesentliche und sind so leicht zu erlernen, dass auch Anfänger sofort beginnen können.

### FÜR JEDE GELEGENHEIT DIE RICHTIGE MASSAGE

Von Reflexzonen-, über Akupressur-, Honig- oder Rosenöl-Massagen bis hin zu einer kleinen Kopfhaut- oder Relax-Massage für den Rücken: Durch Massage-Quickies können Sie viel für Ihre Gesundheit und Ihr Wohlbefinden tun und sich (oder Ihren Partner) immer wieder einmal schnell verwöhnen. Ganz egal, ob Sie zu Hause, am Strand oder sogar im Büro sind – Massage-Quickies bieten Ihnen die passende Massage für praktisch jede Gelegenheit. Sie finden Massagen zum Entspannen und Verwöhnen, um lästige Beschwerden zu lindern oder schneller einzuschlafen. Andere Massagen dienen vor allem dazu, Ihrer Haut und Ihren Sinnen etwas Gutes zu tun. Energiemassagen, die Körper, Seele und Geist Harmonie schenken, sind ebenso vertreten wie anregende Kurzmassagen, die Sie morgens munter machen. Nicht zuletzt sind alle Massage-Quickies aber auch einfach »nur« zum Genießen geeignet.

### MASSIEREN LEICHT GEMACHT

Unter den Massage-Quickies finden Sie auf Anhieb die passende Massage: Der Informationskasten bei jeder Massageanleitung zeigt Ihnen sofort, wie lange die Massage dauert, ob sie sich nur für die Partner- oder auch für die Selbstbehandlung eignet, was Sie dafür benötigen und wie sie wirkt. So müssen Sie nicht lange nachlesen und können sich umso schneller das Vergnügen wohltuender Streicheleinheiten gönnen.

Alles, was Sie wissen müssen, steht direkt in der Beschreibung der einzelnen Massage-Quickies. Sie möchten gerne mehr über die Kunst des Massierens nachlesen? Direkt vor dem Praxisteil finden Sie ab Seite 24 alle wichtigen Informationen dazu und eine kurze Einführung in die Auswahl des richtigen Massageöls. Was es sonst noch über die verschiedenen Wirkungen und Massagetechniken zu wissen gibt, erfahren Sie jetzt:

### Selbstbehandlung oder Partnermassage?

Zu einer gelungenen Massage gehören zwei – diese Vorstellung hält immer noch viele Menschen davon ab, für sich alleine die Vorzüge einer Massage zu entdecken. Natürlich ist es schön, sich von einem einfühlsamen Menschen massieren zu lassen und dabei nichts weiter zu tun, als den Berührungen nachzuspüren und sie zu genießen. Viele Massagetechniken eignen sich jedoch ebenso gut zur Selbstbehandlung und machen Sie unabhängig davon, einen Partner für die Massage zu finden. Bei der Auswahl der Massage-Quickies wurde darauf geachtet, dass sie sich möglichst auch für die Selbstbehandlung eignen – denn schließlich ist nicht immer gleich ein Partner zur Hand, wenn Sie sich etwas Entspannung, ein paar Streichel-

*Entspannen Sie sich bei einer wohltuenden Selbstmassage.*

einheiten für die Seele oder schnelle Linderung bei Kopfschmerzen wünschen. Eine kurze Selbstmassage kann genauso genussvoll und hilfreich sein wie die Massage durch einen anderen Menschen – und oft ist es dabei sogar leichter, genau mit der richtigen Intensität an den richtigen Stellen zu massieren.

### KEINE ZEIT? KEIN PROBLEM!

Auch wenn Sie noch so sehr unter Zeitnot leiden – fünf freie Minuten finden sich selbst im überfüllten Terminkalender. Massage-Quickies machen es möglich, auch kurze Pausen sinnvoll zu nutzen, um zu entspannen und Kraft für neue Aufgaben zu tanken. Bei Massage-Quickies ist »keine Zeit« kein Grund mehr, um auf eine wohltuende Massage zu verzichten. In ein paar Minuten zwischendurch können Sie sich etwas Gutes tun und anschließend wieder entspannter durch den Tag gehen.

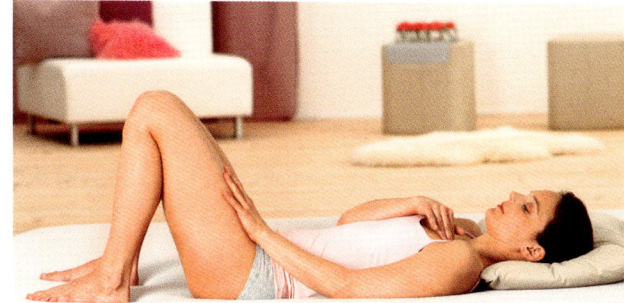

# Mini-Massagen für Körper und Seele

Massage ist nicht gleich Massage: Während manche Massagetechniken vor allem die Muskeln behandeln und damit Verspannungen und Schmerzen lindern wollen, geht es bei anderen nur ums Genießen. Einmal ist das verwendete Massageöl ausschlaggebend für die Wirkung der Massage, ein andermal – vor allem bei asiatischen Massagetechniken – wird durch die Massage Lebensenergie aktiviert, die den gesamten Körper in Energiekanälen durchströmt und alle Organe versorgt. In diesem Kapitel lernen Sie die wichtigsten Grundlagen der verschiedenen Massagetechniken kennen – damit Sie nicht nur wissen, wie Sie im Nu eine tolle Massage durchführen können, sondern auch, *warum* sie so hervorragend wirkt.

## DIE MUSKELN ENTSPANNEN

Die meisten Menschen denken beim Thema Massage vor allem daran: an Entspannung für verkrampfte Muskeln und einen schmerzenden Rücken. Das Drücken, Kneten und Reiben bei der Massage regt die Durchblutung der Haut und der darunterliegenden Muskeln an. Ein entspannter Muskel fühlt sich bei der Massage weich und elastisch an. Ein verkrampfter, verspannter Muskel dagegen ist hart und lässt sich kaum verformen. Verspannte Muskeln machen Bewegungen schwierig, ziehen einseitig an den Knochen und verursachen so immer wieder lästige Schmerzen.

### Die Massage als manuelle Therapie

Bei der Massage als manuelle Therapie werden verspannte Muskeln gelockert, gedehnt und entspannt. Die gesteigerte Durchblutung unterstützt diese Wirkung, weil durch sie verklebte Muskelfasern gelöst und Stoffwechselschlacken aus dem Gewebe abtransportiert werden. Dabei ist es wichtig, immer möglichst den ganzen Muskel zu massieren. Daher ist bei vielen Massagen genau vorgegeben, welche Körperbereiche wie massiert werden sollen.

### Schwedische Massage – ideal bei Schmerzen und Verspannungen

Die Techniken der Klassischen oder Schwedischen Massage sind vor allem dann zu empfehlen, wenn es in den Schultern oder im Nacken schmerzt, der Kopf drückt oder die Beine verkrampft sind. Mit ihrer Hilfe können Sie bei konkreten Beschwerden schnell für Linderung sorgen und schon bei den ersten Anzeichen von Schmerzen handeln, bevor sich diese möglicherweise verschlimmern. Unter den Massage-Quickies finden Sie verschiedene Kurzprogramme mit Techniken aus der Schwedischen Massage, die einfach durchzuführen und trotzdem wirksam sind – auf diese Weise können Sie diverse Alltagsbeschwerden auch einfach einmal wegkneten.

## Schwedische Massage

*Die Schwedische oder Klassische Massage ist die bedeutendste Massagetechnik aus Europa. Einer ihrer Pioniere war der Schwede P. H. Ling, der Anfang des 19. Jahrhunderts eines der ersten Massageinstitute in Stockholm gründete und die wichtigsten Grifftechniken für die Schwedische Massage einführte: das Reiben, Drücken, Walken, Hacken und Kneten.*

*Die Schwedische Massage ist noch heute eine der wichtigsten Massagetechniken: Wer vom Arzt Massagen verschrieben bekommt, wird mit einiger Sicherheit nach ihren Regeln durchgewalkt und geknetet. Sie wird besonders bei Beschwerden und Schmerzen des Bewegungsapparats eingesetzt und von ausgebildeten Masseuren durchgeführt. Sie verfügen über umfangreiche anatomische Kenntnisse, mit deren Hilfe sie jeden Muskel gezielt behandeln können.*

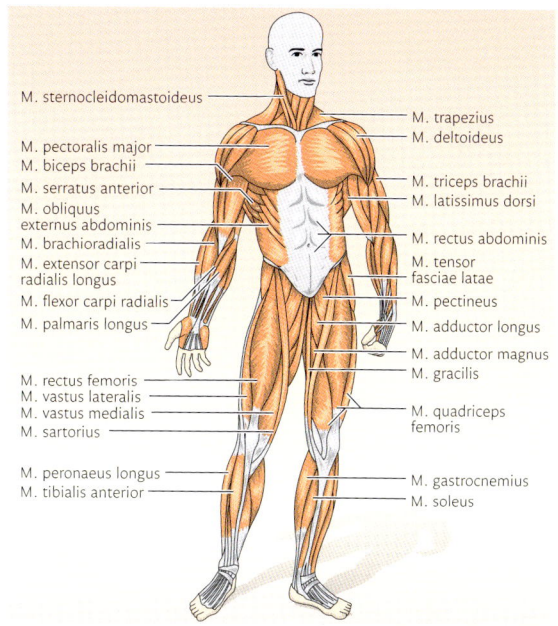

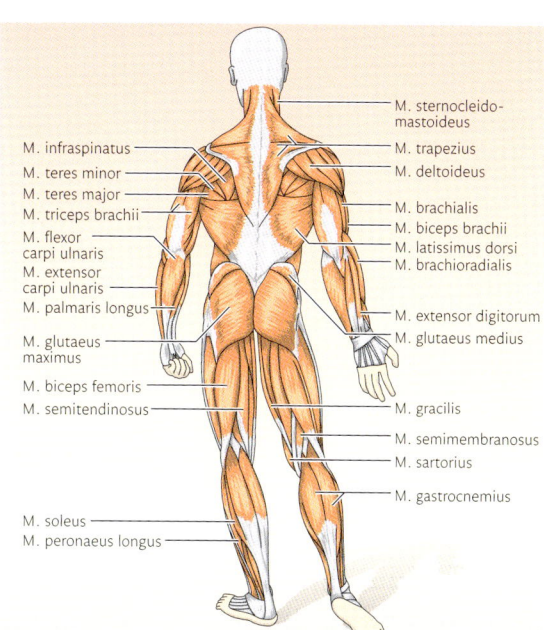

*Mit den Techniken der Schwedischen Massage werden gezielt verspannte Muskeln und Muskelgruppen behandelt.*

## NEUE ENERGIEN WECKEN

Ob Traditionelle Chinesische Medizin, Ayurveda oder Shiatsu: Im asiatischen Raum werden Körper, Seele und Geist seit jeher als Ganzheit gesehen, die nicht in einzelne Systeme aufgeteilt und nur in den schmerzenden Bereichen behandelt werden kann. Der asiatischen Massage liegt eine Philosophie zugrunde, die sich stark auf die Vorbeugung von Beschwerden konzentriert. Die Massagen werden nicht dann eingesetzt, wenn bereits Schmerzen auftreten, sondern gesunden Menschen empfohlen, damit es erst gar nicht zu Beschwerden kommt.

### Alles ist Energie

Östliche Massagetechniken gehen davon aus, dass der menschliche Körper von Energiekanälen durchzogen ist, die alle Körperbereiche und Organe, aber auch die Psyche, mit Energie versorgen. Die Massage hilft, den Energiefluss im Körper zu unterstützen und Blockaden zu beseitigen, die ihn behindern könnten. Daher konzentrieren sich östliche Massagetechniken in der Regel nicht auf schmerzende oder verspannte Bereiche, sondern beziehen auch davon entfernte Körperbereiche mit ein.

### Kraft tanken und Harmonie finden

Östliche Massagen erfüllen den gesamten Körper mit neuer Energie und erfrischen oder beruhigen

## Das Geheimnis der Lebenskraft

*Ob Qi, Ki oder Prana – die Energie, die die Grundlage allen Lebens ist, ist in allen wichtigen östlichen Gesundheitslehren bekannt: in China unter der Bezeichnung Qi, in Japan als Ki, und in Indien unter dem Namen Prana. Diese Lebenskraft ist eine feinstoffliche Energie, die mit den Messgeräten der westlichen Wissenschaft nicht gemessen werden kann. Dennoch sind die Behandlungsmethoden, die mit dieser Lebensenergie arbeiten, in der östlichen Medizin seit Jahrtausenden erprobt und bewährt – und auch die moderne westliche Medizin kann ihre Wirkung oft nicht anders erklären. Das Geheimnis der Lebenskraft und der östlichen Energiemassagen ist noch immer nicht gelüftet, aber ihre Wirksamkeit ist unbestritten.*

den Geist. Daher eignen Sie sich besonders gut, wenn Sie sich rundum entspannen oder nach einem anstrengenden Tag neue Energie schöpfen wollen. Mit den Mini-Massagen aus dem fernen Osten, die Sie im Praxisteil finden, können Sie schnell und einfach die energetisierende und harmonisierende Wirkung kennenlernen, die die asiatischen Massagetechniken so besonders machen.

## ORGANE REFLEKTORISCH ANREGEN

Zu Beginn des 19. Jahrhunderts erforschten verschiedene Mediziner sowohl in Europa als auch in den USA die reflektorischen Verbindungen zwischen bestimmten Hautzonen und Organen. Als Begründer der modernen Reflexzonenmassage gilt der amerikanische HNO-Arzt Dr. William H. Fitzgerald (1872–1942), der sich nicht nur mit chinesischer, sondern auch mit indianischer Volksmedizin beschäftigte. Er fand heraus, dass durch die Massage bestimmter Körperbereiche auch die Funktion verschiedener Organe beeinflusst werden kann.

### Die Füße – ein Abbild des gesamten Körpers

Die Entdeckungen von Dr. Fitzgerald wurden von der Masseurin Eunice D. Ingham-Stoppel weiter erforscht. Sie konzentrierte sich dabei besonders auf die Reflexzonen der Füße und legte damit den Grundstein für die moderne Fußreflexzonenmassage. Sie fand heraus, dass sich durch gezielte Massage der Füße Fernwirkungen im ganzen Körper auslösen lassen und der gesamte Organismus in den Reflexzonen an den Füßen abgebildet ist. Durch Reflexzonen-Massagen lässt sich zum Beispiel die Durchblutung der inneren Organe durch ihre reflektorische Verbindung zu den Füßen nachweislich anregen. Fast noch wichtiger ist jedoch die Gesamtwirkung auf den Körper: Sie führt zu einer Entspannung des ganzen Organismus und harmonisiert Körper und Seele.

### Schnell und einfach zu mehr Wohlbefinden

Auch an Händen und Ohren gibt es Zonen, die reflektorisch mit dem Rest des Körpers in Verbindung stehen. Sie eignen sich ebenfalls dazu, das Wohlbefinden zu steigern und den Körper mit neuer Energie zu erfüllen. Reflexzonenmassagen schenken einen erholsamen Schlaf, verbessern die Stoffwechselfunktion und reduzieren Stress.

## Reflexzonen

*Die Wechselwirkungen zwischen den Reflexzonen, vor allem an den Füßen und den ihnen zugeordneten Organen, sind durchaus spürbar: Sie können sich in Druckempfindungen, Kribbeln oder auch Wärmegefühl äußern. Wie diese Wechselwirkungen zustande kommen, ist noch nicht völlig geklärt. Theorien, nach denen die Berührungsreize durch Nervenbahnen von den Reflexzonen zu den damit verbundenen Körperbereichen geleitet werden, lassen sich bisher nicht bestätigen.*
*Manchmal wird die Wirkung auch auf Energiebahnen zurückgeführt, die ähnlich wie die Meridiane der Traditionellen Chinesischen Medizin funktionieren.*

## ZAUBERPUNKTE DRÜCKEN

Ähnlich wie bei der Reflexzonenmassage wird auch bei manchen asiatischen Massagetechniken die Verbindung zwischen verschiedenen Körperbereichen und Organen und bestimmten Energiepunkten am Körper genutzt. Diese »Zauberpunkte« in Akupressur, Shiatsu und Tibetischer Massage sind allerdings nicht auf kleine Bereiche wie Füße oder Hände konzentriert, sondern vielmehr über den gesamten Körper verteilt. Sie liegen meist entlang bestimmter Energiebahnen, Meridiane genannt. Die Meridiane durchziehen den Körper von Kopf bis Fuß und versorgen die verschiedenen Organe und Körperbereiche mit Energie. In der Akupunktur werden übrigens genau dieselben Punkte behandelt – allerdings nicht mit Massagen, sondern durch Einstiche mit speziellen Nadeln.

### Die Meridiane – Leitbahnen der Energie

In der Traditionellen Chinesischen Medizin, auf der sowohl Akupressur wie auch Shiatsu beruhen, wird der menschliche Körper nicht als »Maschine« aus vielen Einzelteilen betrachtet, sondern als komplexes System, in dem eine Vielzahl von Regelkreisen und Wirkungsbereichen Hand in Hand arbeitet. Die Meridiane versorgen dieses System mit Energie und verbinden seine verschiedenen Bereiche miteinander. Daher beeinflusst die Massage der auf ihnen liegenden Akupressurpunkte nicht nur (durch den Druckreiz) deren unmittelbare Umgebung, sondern sie greift in das gesamte System ein und schenkt auf vielfältige Weise Heilung und Wohlbefinden.

---

## Yin und Yang – Zwei Hälften einer Einheit

*Neben dem Meridiansystem ist die Lehre von Yin und Yang eine der wichtigsten Grundlagen der chinesischen Medizin. Yin und Yang sind polare Kräfte, die sich wie die zwei Seiten einer Münze ergänzen. Sie stehen in einem immerwährenden Kreislauf, in dem die eine Kraft stets aufs Neue aus der anderen hervorgeht. Yin und Yang finden sich in jedem Aspekt des Lebens. Ihr Gleichgewicht ist von entscheidender Bedeutung: Nur wenn sie in einem ausgewogenen Verhältnis zueinander stehen, können Körper, Seele und Geist gesund sein. Yin und Yang spiegeln sich im Körper unter anderem in den Gegensatzpaaren kalt-warm, passiv-aktiv, feucht-trocken, Einatmung-Ausatmung wider. Die verschiedenen Meridiane gelten ebenfalls jeweils als Yin oder als Yang. Daher sorgt die Behandlung der Akupressurpunkte auch dafür, dass diese wichtigen Prinzipien wieder ein ausgewogenes Verhältnis zueinander finden.*

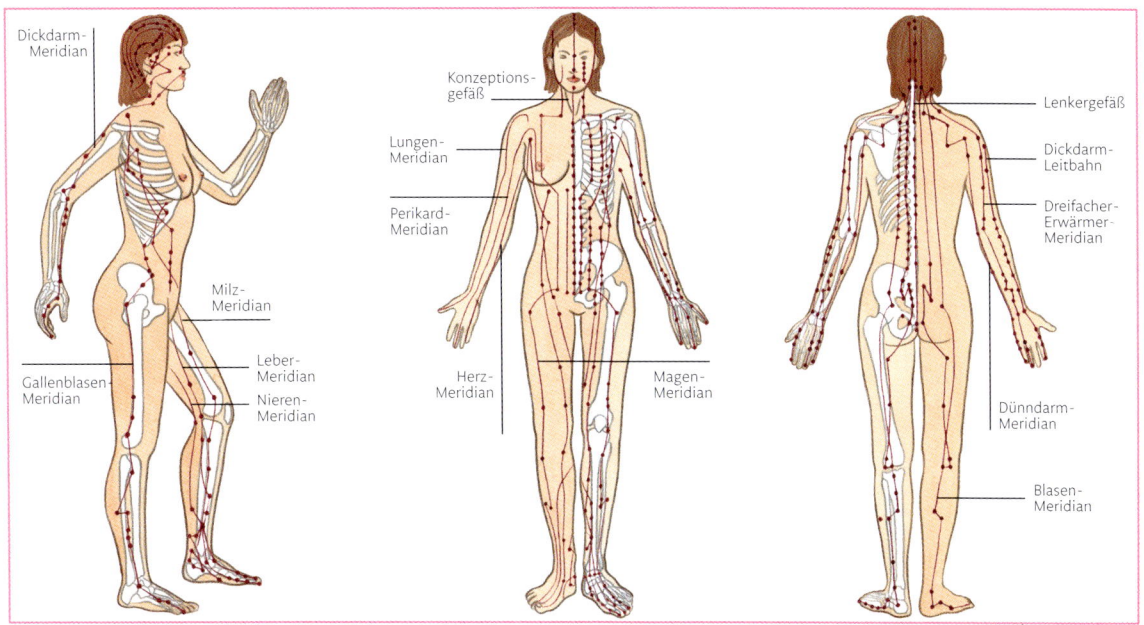

*Die Meridiane durchziehen den gesamten Körper und versorgen alle Organe und Körperbereiche fortwährend mit neuer Energie, die für Gesundheit und Wohlbefinden unverzichtbar ist.*

Damit ein Mensch gesund bleibt, ist es wichtig, dass seine Lebensenergie Qi ungehindert durch den gesamten Organismus fließen kann: Jede Blockade stört den Energiehaushalt.

### Die Energie zum Fließen bringen

Die Massage der Akupressurpunkte dient dazu, den Energiefluss in den Meridianen zu fördern und Blockaden zu beseitigen. Jedem Akupressurpunkt ist ein bestimmtes Einsatzgebiet zugeordnet. Einige Punkte sind vielseitig einsetzbar, beispielsweise bei verschiedenen Schmerzen oder zur Stärkung des Immunsystems oder zur allgemeinen Steigerung des Wohlbefindens.

Zum Drücken der »Zauberpunkte« der fernöstlichen Medizin ist keine komplizierte Technik nötig: In Akupressur und Shiatsu werden die Punkte einfach mit Fingerdruck behandelt, und in der Tibetischen Massage in kleinen Kreisen massiert. Energiepunkt-Massagen gehören zu den einfachsten Massage-Quickies. Sie lassen sich jederzeit schnell durchführen, es ist praktisch keine Vorbereitung nötig, und bereits wenig später spürt man eine erste Wirkung. Da die Massage dieser Energiepunkte nicht durch das Drücken und Kneten selbst Wirkungen erzielt, sondern durch die Anregung des Energieflusses im Körper, kann es zehn bis zwanzig Minuten dauern, bis ihr Effekt spürbar eintritt.

## MEHR SPÜREN, INTENSIVER LEBEN

Die Empfindsamkeit unserer Sinne ist nicht immer gleich – andauernder Lärm kann dazu führen, dass wir feine Geräusche nicht mehr wahrnehmen, unsere Augen schweifen ohne Reaktion über bekannte Gesichter, wenn wir in Gedanken ganz weit weg sind, auch unser Tastsinn kann durch ständige Über- oder Unterforderung nach und nach abstumpfen. Wer immer wieder das Gefühl hat, das Leben sei öde und trostlos geworden, der leidet nicht selten vor allem darunter, dass er die schönen Dinge des Lebens nicht mehr richtig wahrzunehmen vermag.

### Die Macht der Sinne

Ob der Duft von frisch gebackenem Brot, Vogelzwitschern im Morgengrauen, der sanfte Kuss eines geliebten Menschen oder das Glitzern der Sonne auf den Wellen – dies alles und noch viel mehr verleiht dem Leben Farbe und ist Balsam für die Seele, vor allem, wenn das graue Einerlei des Alltags droht, die Freude am Leben nach und nach zu ersticken.

Um all die schönen Dinge im Leben wahrzunehmen, ist es jedoch nötig, mit wachen Sinnen durch die Welt zu gehen. Dies fällt leicht, wenn es um Augen, Ohren oder auch um den Geruchssinn geht, denn schöne Bilder, Musik und wohlriechende Düfte machen es einfach, diese Sinne mit schönen Eindrücken zu verwöhnen.

Der Tastsinn ist dagegen so allgegenwärtig, dass er oft vergessen wird: Wir spüren zwar ständig die Kleidung auf unserer Haut und nehmen wahr, ob uns warm oder kalt ist, aber wir denken nur selten daran, unsere Haut, die so viele Empfindungen überhaupt erst möglich macht, mit sanften Berührungen und liebevollen Streicheleinheiten zu verwöhnen.

### Die Haut, das Tor zur Welt der Sinne

*Die Haut ist das größte Sinnesorgan des menschlichen Körpers. Auf einer Fläche von 1,5 bis 2 m² enthält sie unzählige Sinneszellen, die es uns ermöglichen, Berührungen wahrzunehmen und durch den Tastsinn unsere Umwelt zu »erfühlen«. Diese Sinneszellen oder Sensoren nehmen Informationen über Druck, Temperatur und Schmerzen auf und geben sie an das Gehirn weiter. Von Geburt an leisten diese Wahrnehmungen einen wichtigen Beitrag zur Entwicklung unseres Gehirns: Die durch Berührung ausgelösten neuronalen Reize fördern das Wachstum von Nervenbahnen und -verbindungen im Gehirn.*

### Verwöhnen Sie Ihre Haut

Unsere Haut ist viel mehr als die äußere Hülle unseres Körpers – sie ermöglicht uns den direkten Kontakt mit unserer Umwelt und schenkt uns unzählige Empfindungen, ohne die das Leben sehr langweilig wäre. Sinnlichkeit – die Kunst, das Leben mit allen Sinnen zu genießen – wird durch nichts so sehr gefördert wie durch wohltuende Berührungen. Sanfter Druck, zartes Streichen, aber auch kräftiges Reiben regen die Sinneszellen der Haut an und steigern ihre Empfindsamkeit. Dies gilt für die Selbstmassage ebenso wie für die Massage durch einen anderen Menschen. Und gerade die Sinnlichkeit ist es, die uns das Leben in seiner ganzen Intensität erleben lässt – sie hebt die Schönheit des Augenblicks aus dem Alltag hervor und macht das Leben erst richtig lebenswert.

### DURCHATMEN UND ENTSPANNEN

Die Kunst der Massage wäre nur halb so verführerisch, müsste sie ohne die wunderbare Kraft der Düfte auskommen. Wohlriechende Öle verstärken die Wirkung der Massage – sie wirken entspannend und anregend, sie steigern die Durchblutung oder schenken Geist und Seele neue Harmonie. Ebenso wie die Massage ist auch die Aromatherapie eine bewährte Therapiemethode. Schon im alten Griechenland, in Ägypten, Arabien und nicht zuletzt in Indien

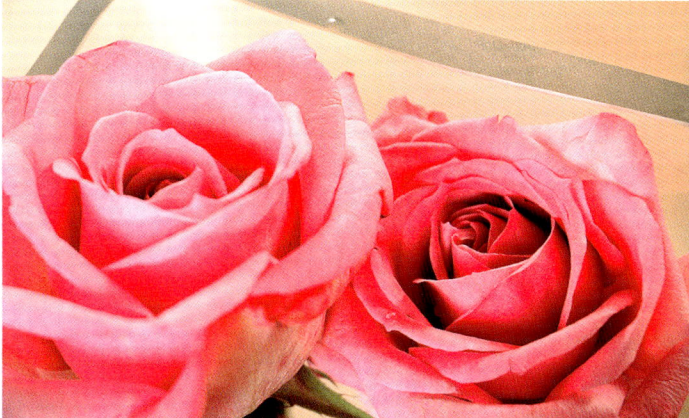

*Zarte Blütendüfte machen die Massage besonders entspannend, nicht nur für den Körper, sondern auch für die Seele.*

und China spielte die Verwendung aromatischer Öle schon vor Jahrtausenden eine wichtige Rolle.

### Die heilsame Kraft der Düfte

Der Geruchssinn wirkt so unmittelbar auf uns ein wie kein anderer Sinn: Wir können Augen und Ohren verschließen, Berührungen vermeiden und unseren Mund vor unangenehmen Geschmäckern verschließen, aber jeder Geruch findet schon beim nächsten Atemzug den Weg in unsere Wahrnehmung. Alle Gerüche werden unmittelbar ins Gehirn weitergeleitet, wo sie im Nu ihre Wirkung auf unsere Gefühle entfalten. Angenehme Düfte stimmen uns fröhlich, regen den Appetit an oder wecken schöne Erinnerungen.

19

# Die wichtigsten Düfte und ihre Wirkung

*Die folgenden ätherischen Öle eignen sich besonders gut zur Herstellung von Massageölen. Bei Massagen ohne Öl können diese ihre Wirkung auch in der Duftlampe entfalten:*

*> Rose (Rosa damascena): beruhigend, schenkt Zuversicht und Trost. Befreit von Nervosität und Niedergeschlagenheit. Pflegt die Haut, wirkt krampflösend und lindert Kopfschmerzen.*

*> Lavendel (Lavandula officinalis): entspannend und befreiend, beruhigt aufgewühlte Gefühle. Hilft gegen Schlafstörungen und nervöse Anspannung. Wirksam gegen Kopfschmerzen und bei Hautproblemen.*

*> Jasmin (Jasminum grandiflorum): Hebt die Stimmung und wirkt erotisierend. Befreit von Ängsten und Niedergeschlagenheit. Lindert Hautprobleme. Vorsicht: Nicht in der Schwangerschaft verwenden!*

*> Orange (Citrus sinensis): anregend und erfrischend, lindert Nervosität und Stress. Regt den Appetit an. Entschlackt und strafft die Haut. Vorsicht: Kann Lichtflecken verursachen!*

*> Zitrone (Citrus limon): erfrischend und belebend. Hilft bei Müdigkeit und Konzentrationsschwäche. Regt den Stoffwechsel von Haut und Gewebe an. Vorsicht: Kann Lichtflecken verursachen!*

Millionen von Riechzellen in der menschlichen Nase nehmen unzählige verschiedene Düfte wahr. Die Aromatherapie nutzt den Geruchssinn dazu, mit wohlriechenden Pflanzenessenzen nicht nur psychische, sondern auch körperliche Beschwerden zu lindern und zu heilen. Die vielen verschiedenen Aromen, die dabei zum Einsatz kommen, haben jeweils ihre eigenen, ganz spezifischen Wirkungen.

### Die aromatische Essenz der Pflanzen

In der Aromatherapie werden vor allem ätherische Öle verwendet, in denen die duftende Essenz ihrer Ursprungspflanzen konzentriert ist. Ätherische Öle werden meist durch Destillation, manchmal auch durch Alkoholauszüge oder Pressung aus Blüten, Blättern und teils sogar aus Rinden oder Wurzeln von Pflanzen gewonnen. Für die Gewinnung weniger Milliliter ätherischen Öls sind oft mehrere Kilogramm Pflanzenmaterial nötig – deshalb sind auch die Preise für natürliche ätherische Öle zum Teil recht hoch. Es lohnt sich jedoch, für diesen wertvollen Schatz der Natur etwas mehr auszugeben. Denn synthetisch hergestellte »Duftöle« oder »naturidentische Öle« können niemals die Wirkung echter ätherischer Öle entfalten und sind auch meist nicht für die Anwendung auf der Haut geeignet.

### Duftende Massageöle

Ätherische Öle sollten bis auf wenige Ausnahmen nicht unverdünnt verwendet werden, da ihre hoch konzentrierten Inhaltsstoffe die Haut zu stark reizen. Für die Zubereitung von Massageöl werden wenige Tropfen ätherisches Öl mit einem Basisöl gemischt, das dadurch den zarten Duft des ätherischen Öls erhält. Da der Geruchssinn noch winzige Duftspuren in der Luft wahrnimmt, wird die Wirkung der ätherischen Öle durch diese Verdünnung keineswegs beeinträchtigt. Ganz im Gegenteil: Weil der Duft des Massageöls auch nach der Massage noch längere Zeit an der Haut haftet, entfalten die ätherischen Öle ihre Wirkung wohldosiert über einen längeren Zeitraum.

### Nicht vergessen: Allergietest!

Bei manchen Menschen lösen ätherische Öle selbst in hoher Verdünnung allergische Reaktionen aus, wenn sie in direkten Kontakt mit der Haut kommen. Dies gilt besonders bei sehr sensibler Haut, oder wenn Sie bereits an anderen Allergien leiden. Machen Sie daher vor der ersten Verwendung eines Massageöls stets einen Allergietest, um unangenehmen Überraschungen vorzubeugen: Dafür verreiben Sie wenige Tropfen des fertigen Massageöls mit den Fingerspitzen in Ihrer Armbeuge. Falls sich in den nächsten zehn Minuten Rötung, Brennen

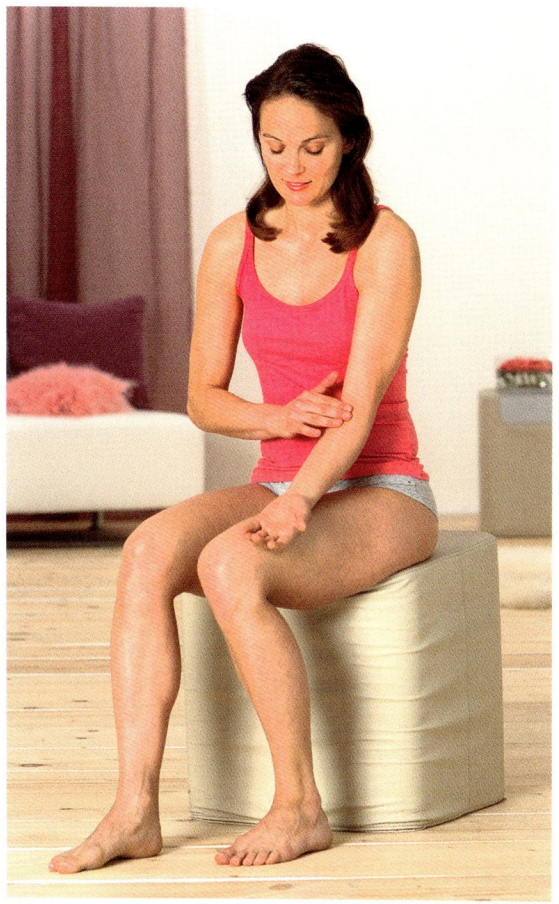

*Testen Sie vor der ersten Verwendung eines Massageöls immer, ob es von Ihrer Haut vertragen wird.*

oder Juckreiz einstellen, sollten Sie dieses Öl nicht verwenden! Wählen Sie einfach ein anderes ätherisches Öl als Duft, oder massieren Sie nur mit dem entsprechenden Basisöl.

## WÄRME UND WOHLBEHAGEN SCHENKEN

Die Grundlage jedes guten Massageöls kommt aus der Natur: Pflanzliche Öle wie Sesamöl, süßes Mandelöl, Jojobaöl, aber auch Kokos- und Olivenöl sind besonders hautverträglich und enthalten viele wertvolle Inhaltsstoffe, die die Massage zu einer Wohltat für die Haut machen. Das Öl pflegt unsere Haut bis in die Tiefe, und es steigert den sinnlichen Genuss beim Massieren. Auch bei der Wahl des Basisöls ist es wichtig, auf Qualität zu achten: Hochwertige Öle sind naturrein und unraffiniert. Sie werden besonders gut von der Haut aufgenommen und lassen die Hände sanft und ohne zu kleben über die Haut gleiten.

Im Praxisteil ist das optimale **Basisöl** für jedes Massageöl angegeben. Sie können es jedoch auch durch ein anderes gutes Basisöl ersetzen. Die folgenden Öle eignen sich am besten für eine wohltuende Massage:

> **Mandelöl:** Süßes Mandelöl wird im Mittelmeerraum schon seit Jahrtausenden für die Hautpflege verwendet. Es duftet zart nach Mandeln und ist sehr hautfreundlich – daher eignet es sich gut für alle Hauttypen. Mandelöl pflegt und nährt die Haut besonders intensiv. Da es nicht lange haltbar ist, sollten Sie nur kleine Mengen kaufen und es stets dunkel und kühl lagern.

## Ayurveda – die hohe Kunst der Ölmassage

*Eine besondere Bedeutung hat die Verwendung hochwertiger Öle bei ayurvedischen Massagen. Für eine ayurvedische Ganzkörpermassage wird oft bis zu einem halben Liter Massageöl verwendet. Das Massageöl ist dabei mindestens ebenso wichtig wie die Massagegriffe selbst. Es wird vor der Massage gut angewärmt und erhält oft durch Kräuterzusätze besondere Wirkungskraft. Das Öl dient bei dieser Massage nicht nur der Hautpflege, es soll auch die Nerven beruhigen, die Knochen stärken, das Gewebe entgiften und allgemein die Gesundheit fördern.*

> **Sesamöl:** In der ayurvedischen Massagetradition eines der beliebtesten Öle, das wegen seiner ausgleichenden, nährenden Wirkung hoch geschätzt wird. Sesamöl hat einen würzigen Duft, es wärmt und stärkt den Körper.

> **Jojobaöl:** Dieses »Öl« ist eigentlich ein Wachs, das aber schon bei Raumtemperatur flüssig ist. Jojobaöl sorgt für geschmeidige Haut und hat kaum Eigenduft. Es ist besonders lange haltbar. Bei kühler Lagerung wird es fest, aber spätestens durch die Wärme Ihrer Hände schnell wieder flüssig.

> **Kokosöl:** Es verleiht Ihrer Massage einen Hauch von Südsee-Feeling. Kokosöl ist bei kühlen Temperaturen fest und muss mit den Händen angewärmt werden.

> **Olivenöl:** Wenn es schnell gehen soll, können Sie sich mit einem Gang in die Küche behelfen: Olivenöl extra vergine eignet sich vorzüglich zum Massieren. Auch hier gilt, dass das Öl die Haut umso besser pflegt, je hochwertiger es ist.

## SCHMERZEN UND BESCHWERDEN LINDERN

Sanfte Berührungen, vor allem durch einen anderen Menschen, aktivieren Selbstheilungskräfte im Körper, die Geist und Seele beruhigen, neue Kräfte schenken und sogar Schmerzen lindern können.

Da diese Berührungen bei einer Massage auf besonders einfühlsame Weise stattfinden, ist ihre heilsame Wirkung sogar noch größer. Regelmäßige Massagen wirken sich positiv auf das vegetative Nervensystem und auf die Funktion der inneren Organe aus. Sie pflegen die Haut und entschlacken das Bindegewebe, beugen Verspannungen vor und lindern Schmerzen in Muskeln und Gelenken. Darüber hinaus verringern sie die Produktion von Stresshormonen und tragen dazu bei, psychische Spannungen zu lösen.

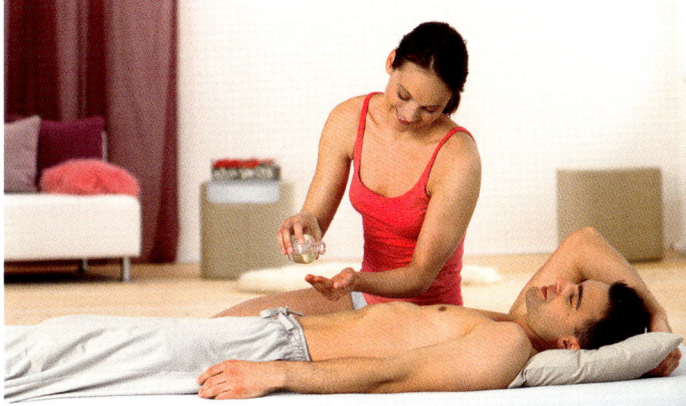

*Hochwertige Öle machen die Massage zu einem besonderen Genuss und unterstützen oftmals auch ihre Wirkung.*

## Die Macht der Berührung

*Inzwischen ist wissenschaftlich erwiesen, dass Massagen unter anderem die Produktion des schmerzstillenden, stresslösenden Hormons Oxytocin im Körper anregen. Lange Zeit war dieses Hormon nur dafür bekannt, dass es die Milchbildung verstärkt und die Geburt beschleunigt. Inzwischen weiß man, dass es außerdem die Bindung zwischen Mutter und Kind ebenso wie alle anderen zwischenmenschlichen Bindungen fördert. Außerdem hilft es, Stress und Ängste zu bewältigen, lindert Schmerzen und unterstützt sowohl Wachstums- als auch Heilungsprozesse im Körper.*

23

# Bevor Sie beginnen ...

Viele Massage-Quickies lassen sich auf einfachste Weise und (fast) überall anwenden und genießen. Doch bevor Sie loslegen, sollten Sie vor der ersten Massage die Tipps auf den folgenden Seiten kurz durchlesen: Hier finden Sie alle wichtigen Informationen darüber, wie Sie die Kurzprogramme perfekt umsetzen. Auch später können Sie hier schnell nachschlagen, wenn Sie eine Frage haben oder sich bei der Durchführung einer Massage unsicher sind.

### KURZ, ABER NICHT HEKTISCH

Massage-Quickies zeichnen sich durch ihre Kürze aus – wenn Sie in normalem Tempo massieren, dauert keine der folgenden Kurzmassagen länger als zehn Minuten. Dies bedeutet jedoch nicht, dass Sie die Massage-Quickies so schnell wie möglich hinter sich bringen sollten! Ganz im Gegenteil: Selbst die schnellste Blitzmassage ist von Anfang bis Ende zum Genießen da. Massage-Quickies bieten Ihnen die Möglichkeit, der Hektik und Eile des Alltags für kurze Zeit zu entfliehen. Sie sind so ausgewählt, dass Sie in aller Ruhe massieren und entspannen können, und trotzdem in wenigen Minuten mit der Massage fertig sind. Wichtiger als der Blick auf die Uhr ist bei den Massage-Quickies,

dass Sie Ihr eigenes Tempo einhalten und Ihren Rhythmus finden. Machen Sie sich also keine Gedanken, wenn die Massage bei Ihnen einmal etwas länger oder kürzer ausfällt als im Buch angegeben – der Mensch ist schließlich keine Stoppuhr. Es kommt vielmehr darauf an, dass Sie sich genügend Zeit nehmen, um die Massage richtig zu genießen – denn nur so können die Massage-Quickies wirklich ihren Zweck erfüllen.

### Die Kunst der Achtsamkeit

Wie entspannend und angenehm eine Massage ist, hängt vor allem vom Einfühlungsvermögen des Massierenden ab: Je genauer seine Finger die Muskeln und die Konturen des Körpers ertasten und je sensibler er für Verspannungen und schmerzende Stellen ist, desto besser kann er die Massage auf die Bedürfnisse seines Partners abstimmen. Echte Massagekünstler nehmen schon durch ihre Finger wahr, wie es dem Menschen unter ihren Händen geht, und welche Art der Berührung für jeden Körperbereich die beste ist. Um so gut zu massieren, ist vor allem eines nötig: Achtsamkeit! Konzentrieren Sie sich daher bei der Massage ganz auf das, was Sie gerade tun, und blenden Sie alle

Ablenkungen so weit wie möglich aus. Ganz gleich, ob Sie sich selbst oder einen Partner massieren: Versenken Sie sich in das, was Ihre Finger wahrnehmen, und achten Sie auf die Reaktionen Ihres Körpers oder des Partners. Vergessen Sie dabei auch nicht, zu welchem Zweck Sie gerade massieren: Wollen Sie für Entspannung sorgen, Genuss schenken oder Schmerzen lindern? Wenn Sie sich auch innerlich auf das Ziel Ihrer Massage einstimmen, werden Ihre Hände viel leichter die richtige Druckstärke und Berührungsintensität finden.

### Sich selbst behandeln

Bei den Massage-Quickies sind Sie nicht zwangsläufig auf einen Partner angewiesen. Viele der Kurzprogramme in diesem Buch lassen sich ebenso gut für die Selbstbehandlung verwenden. Wenn Sie sich selbst massieren, schenken Sie Ihrem Körper die Aufmerksamkeit, die er vielleicht sonst nicht in ausreichendem Maße bekommt. Viele Menschen neigen dazu, sich intensiv um die Bedürfnisse ihrer Lieben zu kümmern, aber den eigenen Stress, die Nackenschmerzen oder die schmerzenden Füße einfach zu verdrängen – so lange, bis die Beschwerden so stark sind, dass sie sich nicht mehr ignorieren lassen.

Mit kurzen Selbstmassagen können Sie dem wirkungsvoll vorbeugen – sie helfen Ihnen dabei, Ihren

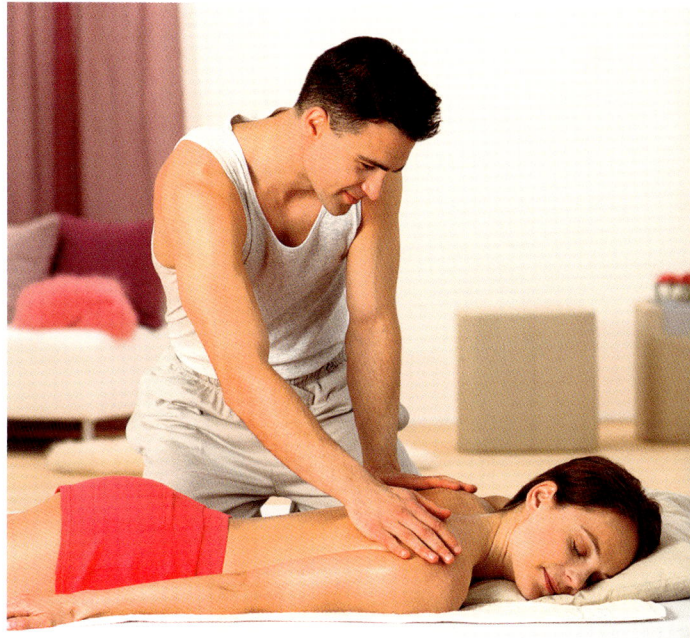

*Achten Sie beim Massieren stets darauf, wie Ihr Partner auf die Berührungen reagiert.*

Körper besser wahrzunehmen und Stress oder Beschwerden in den Griff zu bekommen.

### Den Partner behandeln

Die Massage ist eine besonders eindringliche Art, einem anderen Menschen Aufmerksamkeit und Zuwendung zu schenken. Daher sollten Sie sie nur mit solchen Menschen teilen, die Ihnen sympathisch sind und die diese Aufmerksamkeit auch gerne erwidern. Auch oberflächliche Massagen, vielleicht sogar durch die Kleidung, sind eine intensive Form des Körperkontakts. Negative Gefühle werden sich als Unwohlsein auf mindestens einen der Partner übertragen und den Sinn der Massage – jemandem liebevolle Aufmerksamkeit zukommen zu lassen – zunichte machen. Selbst zwischen Liebespaaren sollte eine Massage daher lieber warten, wenn man gerade zerstritten ist. Nach einer Versöhnung kann sie dagegen ein wunderbares Geschenk sein.

## GUTE ZEITEN, SCHLECHTE ZEITEN

Auch wenn Massage-Quickies noch so kurz sind: Einige ungestörte Minuten sollten Sie dafür erübrigen können. Viele Minimassagen sind so einfach und schnell, dass sie sich selbst in kurzen Pausen unterbringen lassen – ob bei der Arbeit oder zu Hause, im Park oder beim Besuch bei den Schwiegereltern. Wichtig ist jedoch, dass Sie nicht nebenbei massieren, sondern sich immer ganz und gar auf die Massage konzentrieren. Scheuen Sie sich daher nicht, die Tür abzuschließen, ein Bitte-nicht-stören-Schild aufzuhängen oder die Kinder nach nebenan zu schicken – der Lohn für diese kleine Auszeit ist, dass Sie sich danach entspannt und mit neuer Energie wieder Ihren Aufgaben widmen können.

Bei Öl-Massagen wird manchmal anschließend etwas Zeit benötigt, um das Öl einwirken zu lassen oder sich kurz abzuduschen. Das finden Sie immer im Anleitungskasten der jeweiligen Massage vermerkt, sodass Sie auf den ersten Blick sehen, ob die Zeit reicht. Oder Sie nehmen sich vor der morgendlichen Dusche ein paar Minuten – so können Sie entspannter in den Tag starten.

## GUTE UND SCHLECHTE ORTE

Die meisten Massage-Quickies lassen sich an fast jedem Ort durchführen – Hauptsache, Sie können sich dort bequem hinsetzen oder hinlegen. Ideal für jede Art von Massage sind Orte, die eine angenehme, ruhige Atmosphäre haben. Ein Plätzchen im Park ist daher grundsätzlich einer Bank in der belebten Fußgängerzone vorzuziehen.

Wichtig für jede Massage ist eine angenehme Temperatur. Wer während der Massage friert, kann sich weder als Massierter noch als Massierender ganz auf die wohltuende Wirkung einlassen. Notfalls helfen Handtücher oder Decken, mit denen Sie die Körperbereiche warm halten, die Sie gerade nicht massieren.

## DIE RICHTIGE UNTERLAGE

Die perfekte Unterlage für eine professionelle Massage ist ein Massagetisch. Aber keine Sorge: Sie können eine gute Unterlage auch improvisieren, indem Sie weiche Decken oder einen Futon auf den Fußboden legen. Das Bett ist als Massagefläche zwar verlockend, aber nur mit Einschränkungen geeignet: Da der Massierte in eine weiche Matratze tief einsinkt, werden viele Massagegriffe gedämpft und weniger wirksam – und sie sind oft schwieriger auszuführen. Massagen im Sitzen lassen sich am besten auf einem einfachen Hocker oder auf dem Boden sitzend durchführen – im Polstersessel haben Sie dafür zu wenig Bewegungsfreiheit.

Legen Sie bei allen Massagen mit Öl oder anderen Zutaten ein großes Handtuch unter, um den Untergrund zu schützen. Ölflecken sind nur schwer zu entfernen! Ein zusammengerolltes Handtuch kann außerdem beim Liegen die Gelenke des Massierten entlasten: Legen Sie es in Bauchlage unter die Fußknöchel, in Rückenlage unter die Knie. Den Kopf können Sie mit einem kleinen Kissen stützen.

## MASSAGEÖL: DAS TÜPFELCHEN AUF DEM I

Auch wenn viele Massage-Quickies ohne Massageöl durchgeführt werden, sollten Sie sich die Wohltat einer gelegentlichen Ölmassage nicht entgehen lassen. Das Öl lässt die Hände noch sanfter über den Körper gleiten, es pflegt die Haut und sein Duft verstärkt die Wirkung der Massage. Massageöle bestehen in der Regel aus einem Basisöl (Seite 22), das mit einem oder mehreren ätherischen Ölen (Seite 20) aromatisiert wird. Am besten eignen sich die jeweils angegebenen Ölmischungen, die Sie ganz einfach selbst herstellen können. Sie können aber auch ein fertig gekauftes Massageöl verwenden, oder selbst mit verschiedenen Zutaten experimentieren. Verwenden Sie dabei für 10 ml Basisöl maximal 5 Tropfen ätherisches Öl.

Achten Sie beim Kauf von Massageöl oder anderen Zutaten unbedingt auf Qualität! Nur naturreine Öle werden wirklich gut von der Haut aufgenommen und erzielen die gewünschte Wirkung. Wenn Sie biologische Qualität kaufen, können Sie außerdem sicher sein, dass wirklich nur die gewünschten Inhaltsstoffe auf Ihre Haut gelangen.

Mischen Sie Massageöl stets nur in kleinen Mengen, und bewahren Sie alle Zutaten fest verschlossen an einem kühlen und dunklen Ort auf. Manche Basisöle werden schnell ranzig und eignen sich dann nicht mehr zum Massieren. Daher ist es oft besser, nur eine kleine Menge auf Vorrat zu kaufen.

### In der Schwangerschaft

Viele ätherische Öle eignen sich nicht zur Verwendung während der Schwangerschaft. In diesem Fall können Sie anstelle des aufgeführten Massageöls reines Basisöl verwenden. Während der Schwangerschaft sollten Sie im Bereich des Bauches grundsätzlich auf alle Drucktechniken verzichten und auch den übrigen Körper besonders behutsam und sanft massieren.

# Das Wichtigste auf einen Blick

Massage-Quickies sollen Ihnen die Kunst der Massage so leicht wie möglich machen. Deshalb haben wir für Sie auf dieser Doppelseite alle wichtigen Informationen noch einmal zusammengefasst.

### WANN, WO UND WIE?

> Massieren Sie an einem ungestörten Ort. Die meisten Massage-Quickies können Sie fast überall durchführen, solange Sie während der Massage nicht plötzlich gestört werden.

> Direkt nach einem ausgiebigen Essen sollten Sie möglichst auf Bauchmassagen verzichten. Nach Operationen oder Verletzungen darf der betroffene Körperbereich erst nach Absprache mit dem Arzt oder vollständiger Heilung massiert werden.

> Massieren Sie nicht auf verletzter oder gereizter Haut sowie im Bereich von Ausschlägen, Pilzerkrankungen oder Entzündungen.

> Massieren Sie in der Schwangerschaft oder bei schweren Erkrankungen immer nur nach Absprache mit Ihrem Arzt. In der Schwangerschaft sollte der Unterleib grundsätzlich nicht massiert, sondern nur sanft eingeölt werden.

> Stress, Anspannung oder Niedergeschlagenheit sind kein Hindernis für eine Massage - sie wird sogar dafür sorgen, dass Sie sich schneller wieder besser fühlen. Nehmen Sie sich aber besonders in diesen Situationen eine Auszeit für die Massage, damit Sie sich auf ihre Wirkung einlassen können.

> Konzentrieren Sie sich ganz auf die Massage. Auch wenn sie kurz sind, verdienen die Massage-Quickies Ihre volle Aufmerksamkeit, damit sie ihre Wirkung richtig entfalten können.

> Setzen Sie sich nicht unter Zeitdruck. Die Massage-Quickies sind so kurz gehalten, dass Sie unbesorgt jede Sekunde auskosten sollten - ohne ständig auf die Uhr zu schauen oder in Gedanken schon bei Ihren nächsten Aufgaben zu sein.

> Wärmen Sie Ihre Hände vor der Massage auf. Kneten oder reiben Sie sie so lange, bis sie angenehm warm sind - eine Massage mit kalten Händen ist nämlich kein Genuss. Achten Sie auf kurze Fingernägel, und legen Sie Schmuck wie Ringe oder Armreifen vor der Massage ab.

> Nehmen Sie beim Massieren eine bequeme Haltung ein. Wenn Sie sich verkrampfen, können Sie die Massagegriffe nicht richtig durchführen, und Ihre Anspannung überträgt sich auf den Partner.

> Beginnen Sie die Massagen stets mit leichtem Druck, und passen Sie den Druck den Reaktionen

der massierten Person an. Fragen Sie im Zweifels-
fall ruhig nach, wie fest Sie massieren dürfen.
> Achten Sie beim Massieren auch auf die Atmung
Ihres »Patienten« und stimmen Sie die Massagegriffe auf seinen Rhythmus ab. Bei manchen Massagetechniken können Sie auch die Druckstärke auf
die Atmung abstimmen: Wenn der Massierte aus-
atmet, steigern Sie behutsam den Druck, beim Ein-
atmen verringern Sie ihn wieder.
> Fließende Bewegungen erhöhen den Genuss bei
der Massage. Nehmen Sie Ihre Hände zwischen den
einzelnen Massagegriffen nicht vom Körper, da dies
den Rhythmus unterbricht.
> Je öfter Sie massieren, desto leichter werden Ih-
nen die verschiedenen Massagetechniken fallen,
und Ihr Genuss bei der Massage wird sich von Mal
zu Mal steigern. Massage-Quickies sind ideal, um
sie regelmäßig selbst in den vollsten Terminkalender zu integrieren. So können Sie sich schnell und
einfach etwas Gutes tun.

## MASSAGEN MIT MASSAGEÖL

> Verwenden Sie die angegebenen Massageöle,
oder ersetzen Sie sie durch ein hochwertiges Massageöl Ihrer Wahl. Falls Sie kein Öl zur Hand haben,
wählen Sie eine andere Massage aus - die betref-
fenden Massagetechniken lassen sich ohne Öl
nämlich nicht richtig durchführen.

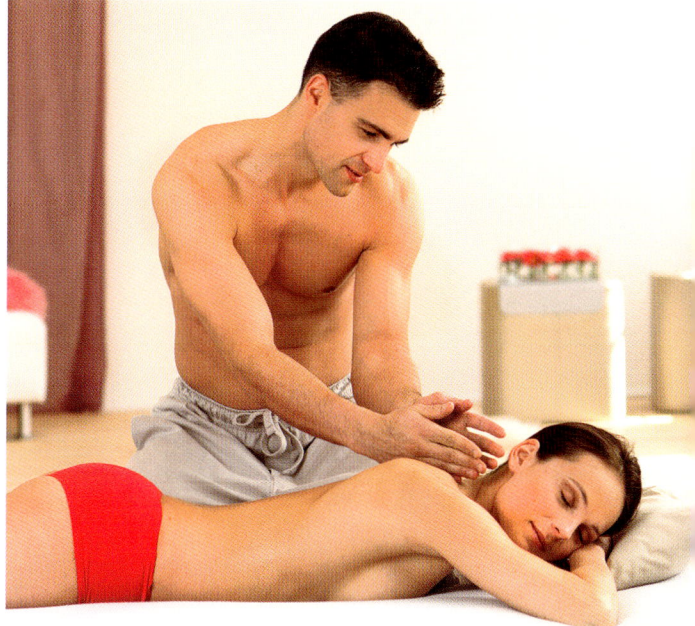

*Bei der Partnermassage ist Einfühlungsvermögen auf Seiten
des Masseurs gefragt.*

> Machen Sie vor der ersten Verwendung eines
Massageöls unbedingt einen Allergietest in der
Armbeuge (Seite 21)!
> Wärmen Sie das Massageöl in Ihren Händen leicht
an, bevor Sie es auf die Haut auftragen.
> Legen Sie ein großes Handtuch zum Schutz vor
Ölspritzern unter. Lassen Sie das Öl ganz einzie-
hen, oder duschen Sie die Reste ab: Ölige Haut
kann auch nach der Massage noch Flecken auf der
Kleidung verursachen.

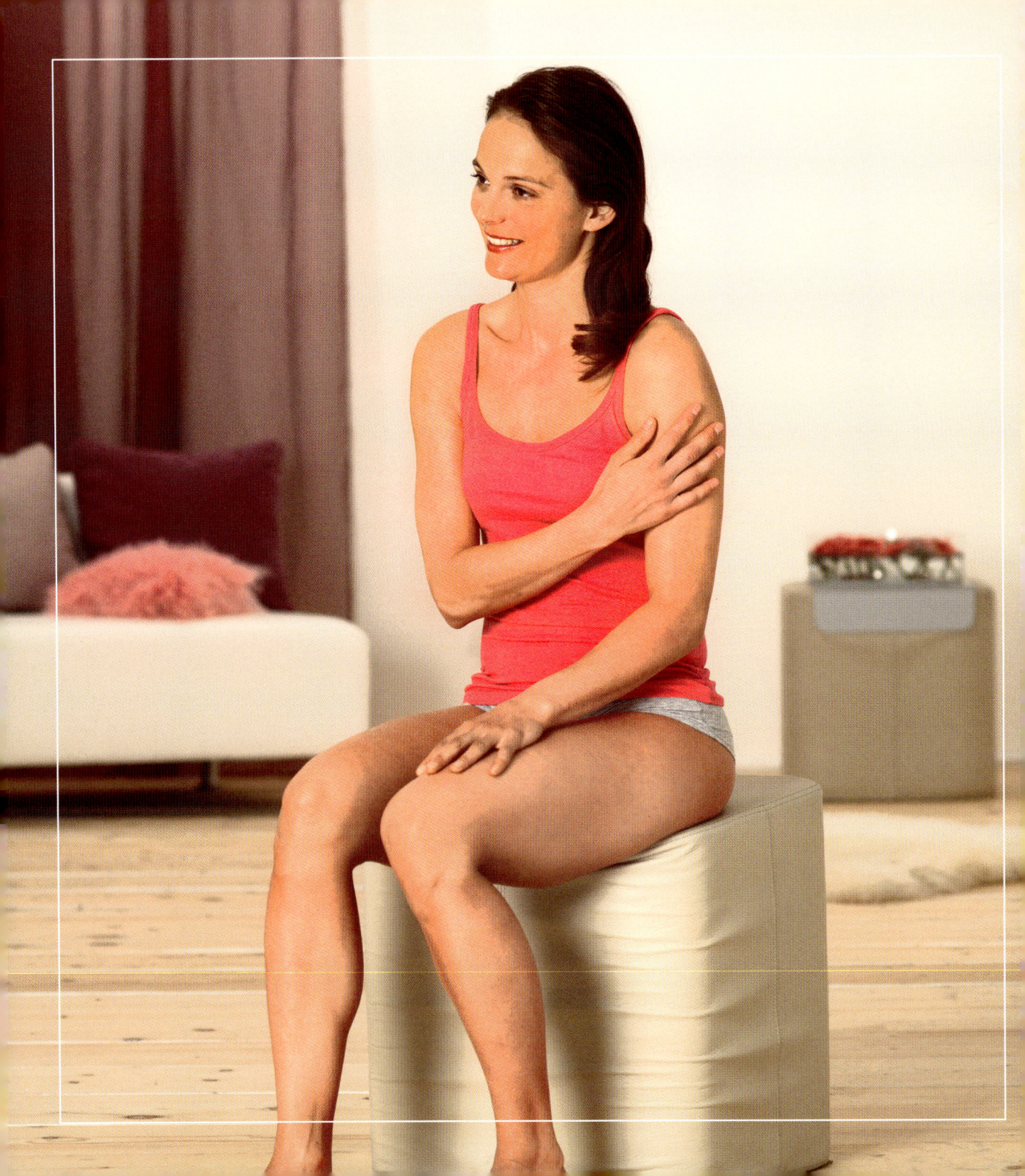

# Massage-Quickies – die Praxis

# Rosenöl-Verwöhnmassage

### WAS ZEICHNET DIESE MASSAGE AUS?

Die Rosenöl-Verwöhnmassage hüllt Sie im Nu in den sanften, sinnlichen Duft von Rosenblüten. Damit vertreibt sie Anspannung und schlechte Laune und hilft Ihnen, sich zu entspannen und die schönen Seiten des Lebens wieder zu genießen.

### SO WIRD'S GEMACHT

Der Duft des Rosenöls kann seine Wirkung am besten entfalten, wenn Sie damit im Sitzen Schultern und Brust massieren.

> Geben Sie das Massageöl in Ihre Handflächen und verteilen Sie es mit sanftem Streichen auf Schultern, Nacken und Dekolleté.

> Massieren Sie zuerst die Schultern: Streichen Sie die linke Schulter einige Male mit der Handfläche vom Haaransatz über die Schulter bis zum Schultergelenk aus. Passen Sie dabei Ihre Hand ganz der Schulter an.

> Im Anschluss lassen Sie eine Hand langsam vom Haaransatz bis zum Schultergelenk gleiten und kneten dabei sanft die Muskeln zwischen Ihren Fingern und Ihrem Handballen.

**Zeitaufwand:** etwa 4 Minuten
**Selbstbehandlung:** ja
**Partnerbehandlung:** ja
**Massageöl:** 1 Esslöffel Mandelöl mit 2 Tropfen ätherischem Rosenöl mischen, vorher Allergietest machen (Seite 21)!
**Sonstiges:** Öl ganz einmassieren oder nach der Massage einziehen lassen.
**Wirkungen:** beruhigend und harmonisierend, hilft bei Nervosität, lindert Schulter- und Nackenschmerzen

> Wiederholen Sie die Massage an der anderen Schulter.

> An der Brust streichen Sie sanft mit den Fingerkuppen vom Brustbein zu den Schultern. Beginnen Sie dabei auf Höhe der Schlüsselbeine, und wiederholen Sie die Bewegung immer ein kleines Stück tiefer.

> Legen Sie Ihre Hand so auf die Brustmuskeln, dass die Fingerspitzen in der Achselhöhle ruhen, und streichen Sie mit dem Daumen zur Achsel hin aus.

> Bei der Partnermassage können Sie dies auf beiden Seiten gleichzeitig tun, bei der Selbstmassage massieren Sie zuerst die eine Seite, dann die andere.

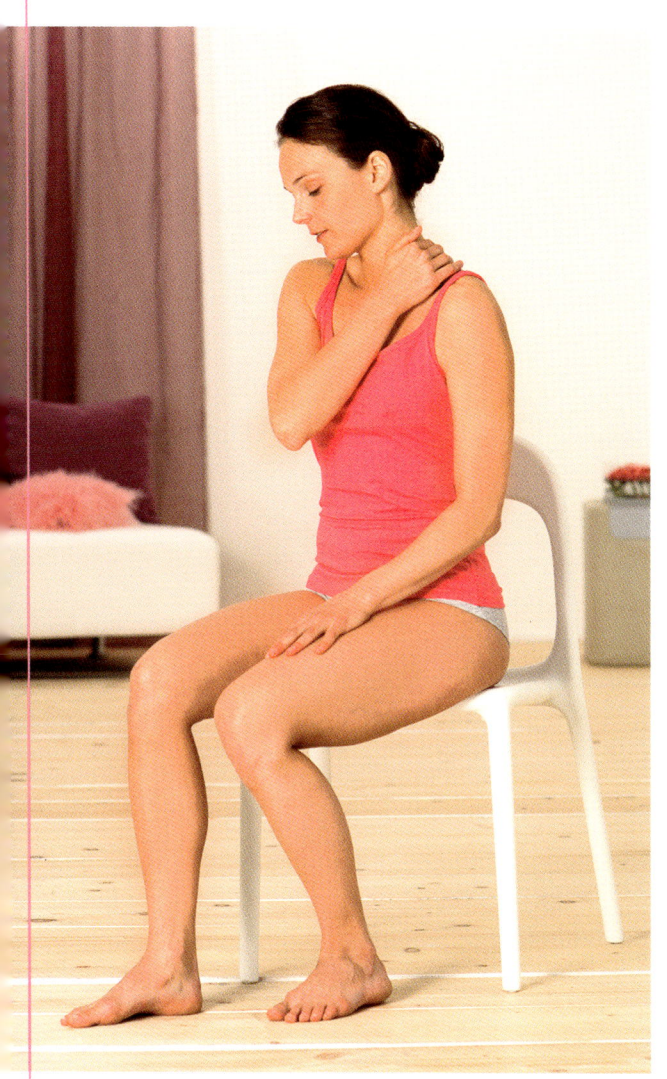
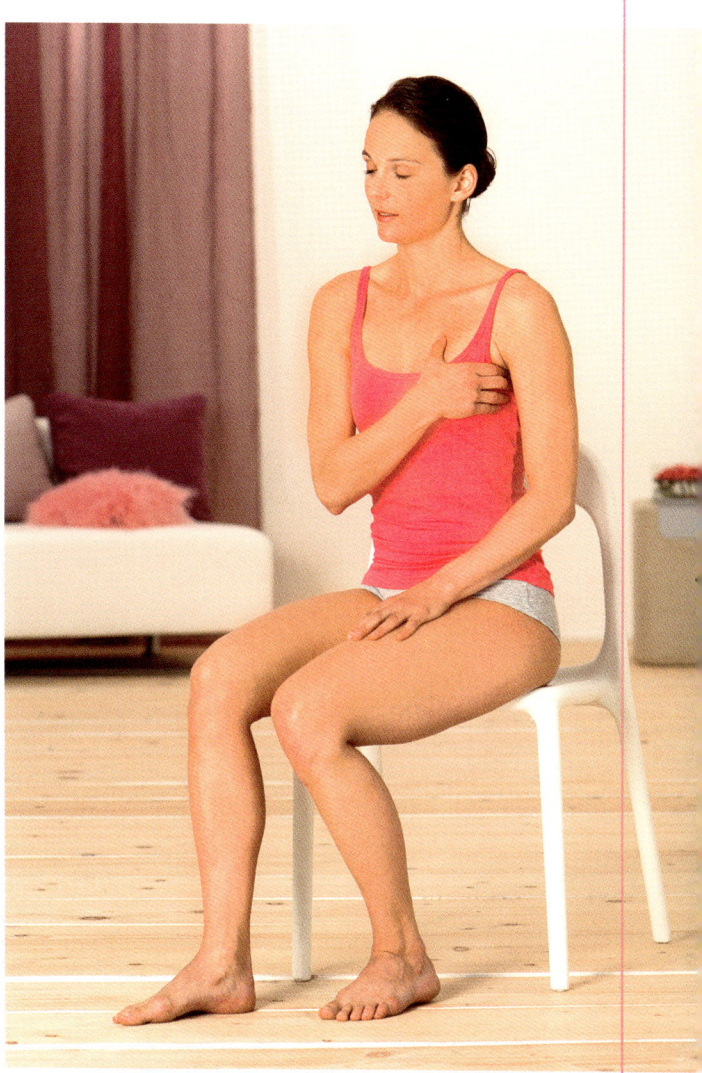

# Schnelle Kopfhaut-Massage

### WAS ZEICHNET DIESE MASSAGE AUS?

Eine schnelle Kopfhaut-Massage zwischendurch kann erstaunlich viele neue Energien wecken. Sie ist vor allem dann ein Genuss, wenn Sie viel am Schreibtisch sitzen oder am Bildschirm arbeiten. Da für diese Kopfhaut-Massage kein Öl nötig ist, müssen Sie danach nicht die Haare waschen, und Sie können sie praktisch überall durchführen. Elegante Hochsteckfrisuren oder gegeltes Haar wird die Massage jedoch in einen trendigen »Out of bed«-Strubbellook verwandeln.

### SO WIRD'S GEMACHT

Die schnelle Kopfhaut-Massage führen Sie am besten im Sitzen durch. Wenn Sie einen Partner massieren, stehen Sie beim Massieren hinter ihm. Bei der Selbstmassage sollten Sie besonders auf einen aufrechten Rücken und Nacken achten.

> Legen Sie die Hände flach und mit geschlossenen Fingern auf die Stirn, die Fingerspitzen zeigen zueinander.

**Zeitaufwand:** etwa 2 Minuten
**Selbstbehandlung:** ja
**Partnerbehandlung:** ja
**Massageöl:** ohne Öl
**Wirkungen:** entspannend und belebend, kann Kopfschmerzen vorbeugen und sie lindern

> Streichen Sie einige Male über den Kopf bis zum Nacken, zuerst ganz leicht, dann mit immer etwas mehr Druck.

> Als Nächstes massieren Sie den Kopf mit kleinen, kreisenden Bewegungen mit den Fingerspitzen. Spreizen Sie dafür locker die Finger, und setzen Sie sie relativ steil auf. Die Bewegung erinnert an Haare waschen: Stellen Sie sich vor, Sie wollten die Haare gründlich shampoonieren.

> Massieren Sie auf diese Weise mehrere Male von der Stirn bis in den Nacken, zuerst gerade über den Scheitel, dann auch weiter seitlich über den Ohren.

> Zuletzt lassen Sie Ihre Fingerkuppen an den Schläfen sanft in kleinen Kreisen über die Haut gleiten.

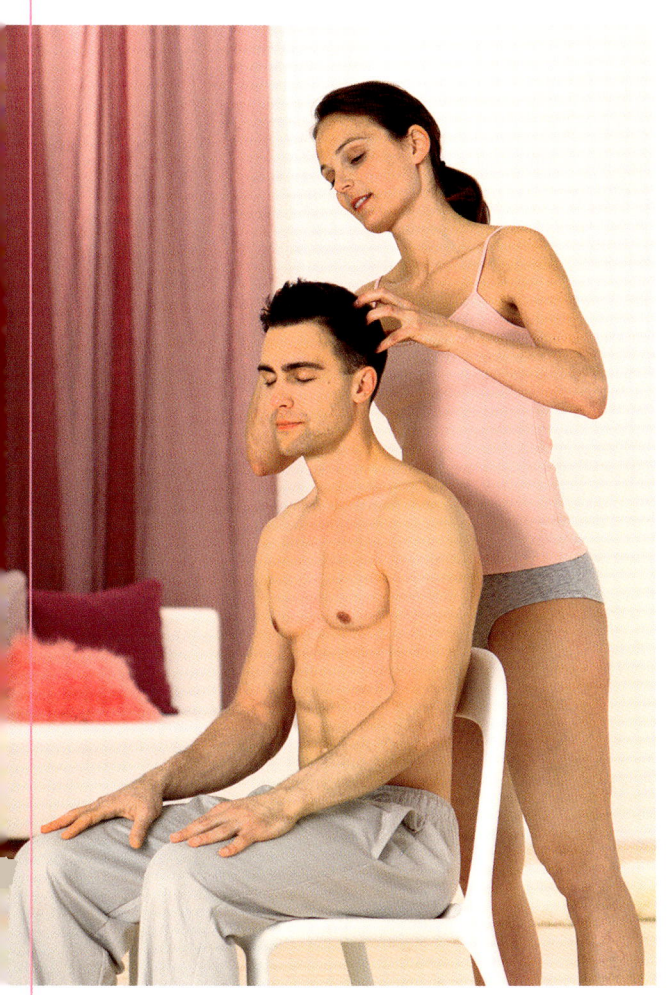
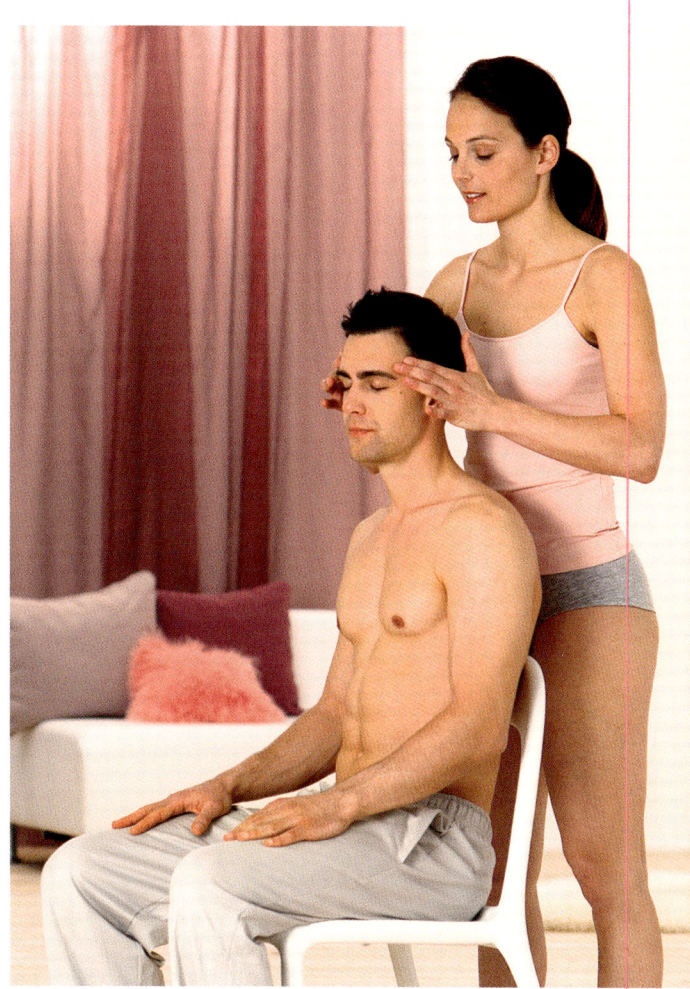

# Lockernde Vibrationsmassage

### WAS ZEICHNET DIESE MASSAGE AUS?

Bei der Vibrationsmassage werden die Muskeln nicht geknetet oder gedrückt, sondern durch schnelle Handbewegungen in Vibration versetzt. Das lockert die Muskeln, wirkt Verspannungen entgegen und erfüllt den Körper mit neuer Energie.

**Zeitaufwand:** etwa 3 Minuten
**Selbstbehandlung:** nein
**Partnerbehandlung:** ja
**Massageöl:** ohne Öl
**Wirkungen:** anregend und energetisierend, baut Spannungen ab, weckt die Lebensgeister

### SO WIRD'S GEMACHT

Die lockernde Vibrationsmassage eignet sich besonders gut für den Einsatz am Rücken und an den Oberarmen. Der Massierte streckt sich auf dem Bauch aus und legt seine Unterarme unter oder neben seinen Kopf. Der Massierende kniet neben ihm.

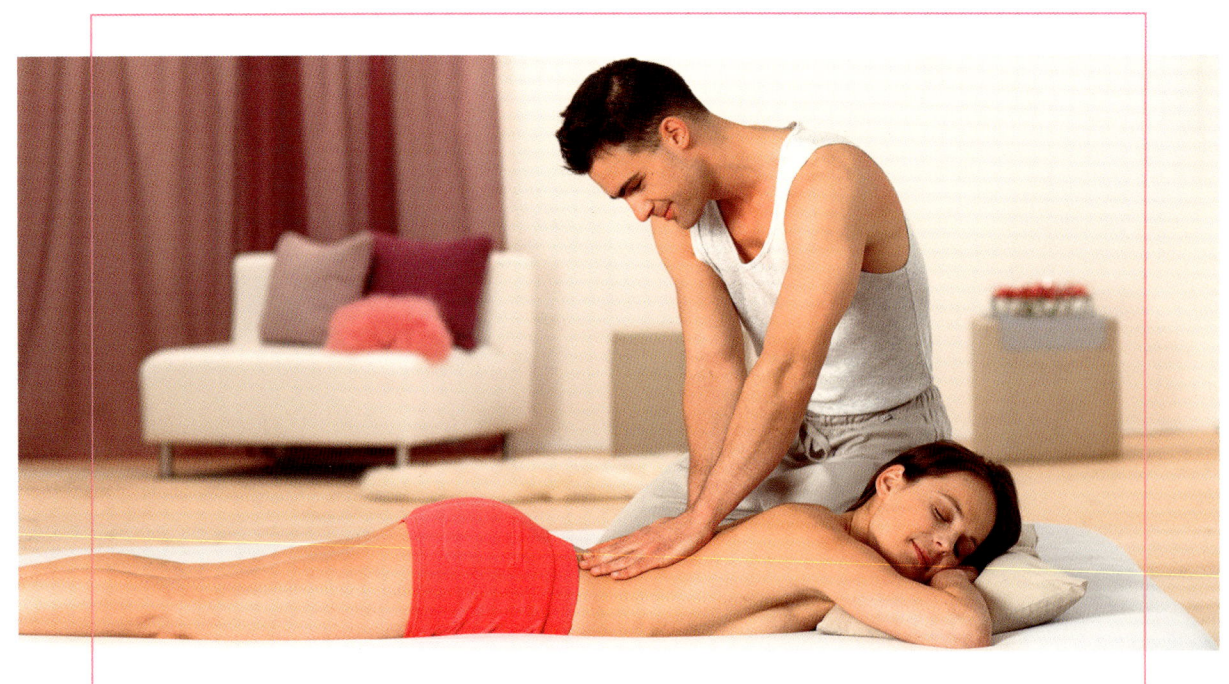

Bitten Sie Ihren Partner, sich ganz zu entspannen und seinen Körper den Bewegungen Ihrer Hände zu überlassen.

> Legen Sie Ihre flachen Hände mit geschlossenen Fingern dicht oberhalb des Pos des Massierten links und rechts neben seine Wirbelsäule.

> Versetzen Sie Ihre Hände in seitliche Schwingungen, indem Sie aus den Armen heraus schnelle, kleine Schüttelbewegungen ausführen. Üben Sie dabei genügend Druck aus, sodass sich die Vibration auf die Rückenmuskeln des Massierten übertragen kann.

> Ziehen Sie dabei Ihre Hände langsam nach oben bis zu seinen Schultern, um den gesamten Rücken zu massieren.

> Wiederholen Sie diese Bewegung mehrere Male.

> Drehen Sie sich um, sodass Sie Ihre Hände flach auf die Oberarme Ihres Partners legen können.

> Legen Sie Ihre Hände dicht am Ellbogen auf den Arm und streichen Sie mit schüttelnden Bewegungen bis zur Schulter über die Muskeln, um auch diese in Vibrationen zu versetzen.

> Wiederholen Sie diese Bewegung mehrere Male.

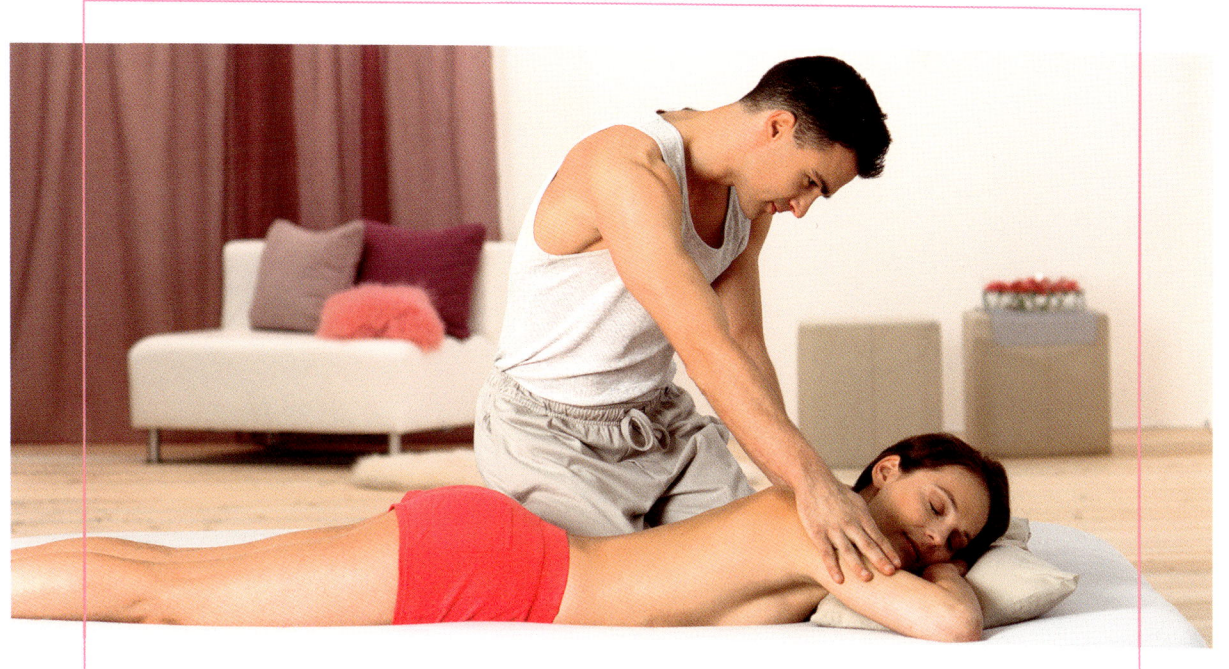

# Fußreflexzonen-Massage-Quickie

## WAS ZEICHNET DIESE MASSAGE AUS?

Die ganzheitliche Massagetechnik der Fußreflexzonen-Massage beruht auf der Beobachtung, dass die Füße über die Reflexzonen mit dem gesamten Körper in Verbindung stehen. Bestimmte Bereiche – vor allem an den Fußsohlen – sind verschiedenen Organen und Körperbereichen zugeordnet. Da die Reflexzonenmassage schnell und ohne Vorbereitung

**Zeitaufwand:** etwa 7 Minuten
**Selbstbehandlung:** ja
**Partnerbehandlung:** ja
**Massageöl:** ohne Öl
**Wirkungen:** entspannend und harmonisierend, lindert Stress und stressbedingte Beschwerden wie Kopfschmerzen

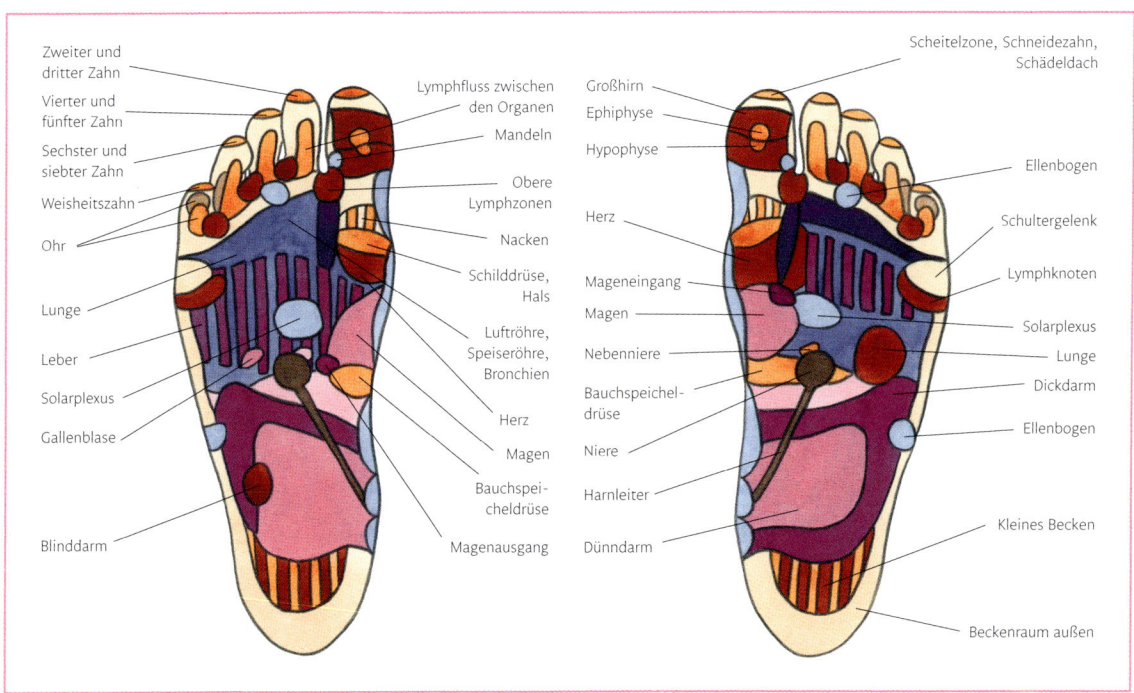

gemacht werden kann, ist sie ideal, um sich zwischendurch etwas Gutes zu tun. Der hier vorgestellte Fußreflexzonen-Massage-Quickie ist weniger zur Behandlung konkreter Beschwerden gedacht, er harmonisiert vielmehr den gesamten Körper und steigert so das allgemeine Wohlbefinden.

## SO WIRD'S GEMACHT

Bei der Fußreflexzonen-Massage wird der Fuß mit der einen Hand gestützt und mit der anderen massiert. Bei der Selbstmassage legen Sie im Sitzen Ihren Fuß auf dem Oberschenkel des anderen Beins ab. Bei der Partnermassage kann sich der Massierte dagegen auch bequem auf den Rücken legen.

> Beginnen Sie die Massage am rechten Fuß, und massieren Sie im Anschluss daran den linken Fuß.

> Zur Vorbereitung streichen Sie den Fuß einige Male kräftig mit der flachen Hand von den Zehen bis zur Ferse aus, das lindert auch den Kitzelreiz (Foto rechts).

> Nun beginnen Sie mit der Massage der Zehen. Kneten Sie dafür jeden Zeh einzeln von allen Seiten vom Gelenk bis zur Zehenspitze, und drücken Sie auch den Bereich zwischen den Zehen. Im Bereich der Zehen liegen die Reflexzonen des Kopfes sowie von Augen und Ohren. Die Reflexzone des Gehirns liegt am Ballen des großen Zehs, dessen Massage unter anderem die Konzentrationsfähigkeit steigert.

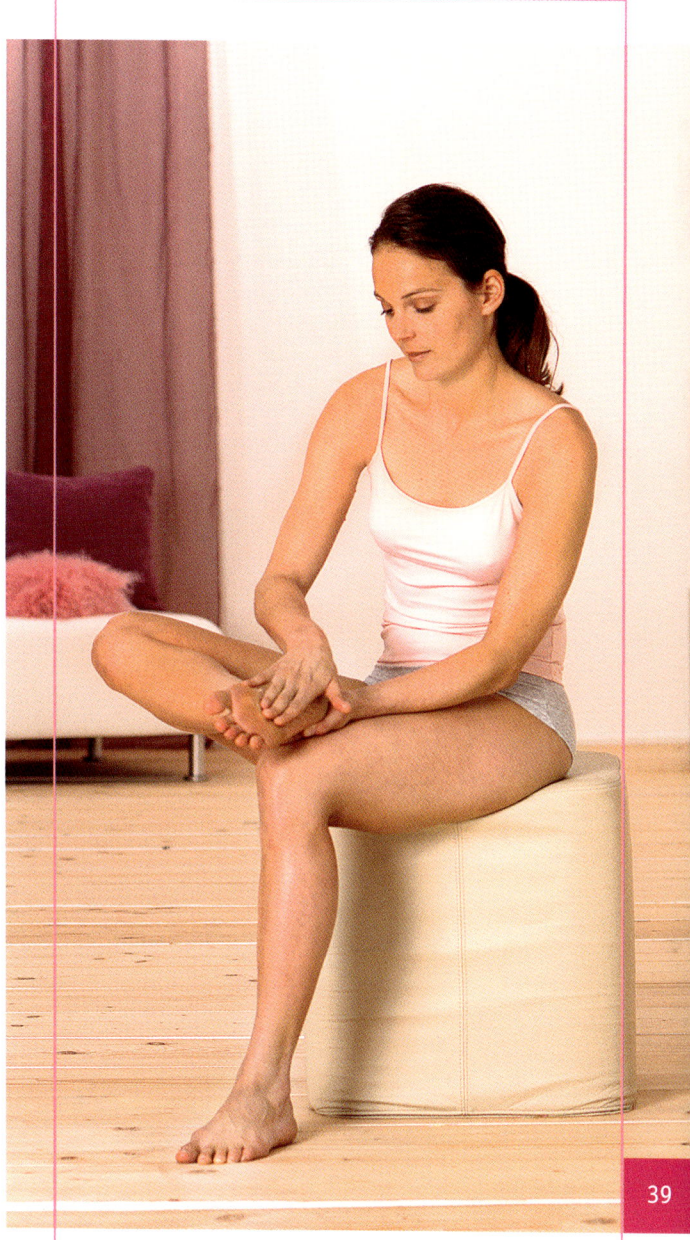

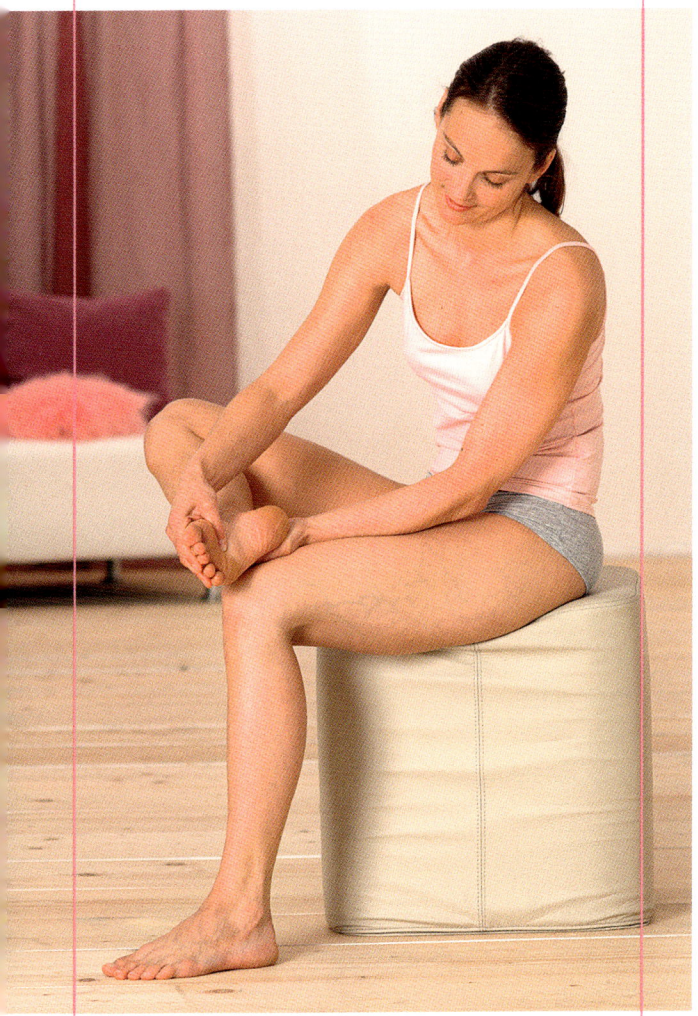

> Legen Sie dann Ihre Hand so um den Fuß, dass Ihr ausgestreckter Daumen direkt unterhalb des Fußballens ruht. Drücken Sie den Fuß, sodass er sich leicht um Ihren Daumen wölbt. Dies aktiviert vor allem die Reflexzonen der Atemwege (Foto links).

> Als Nächstes massieren Sie vom großen Zeh aus die Innenkante des Fußes bis zur Ferse. Dafür führen Sie mit der Daumenkuppe mit sanftem Druck kleine Kreisbewegungen aus (Foto rechts). An der Innenkante des Fußes verläuft die Reflexzone für die Wirbelsäule vom Kopf (großer Zeh) bis zum Becken (Ferse).

> Massieren Sie nun auf dieselbe Weise die gesamte Fußsohle, indem Sie in parallelen Bahnen jeweils vom Zehengrundgelenk bis zur Ferse mit dem Daumen kreisen, bis Sie an der Außenkante des Fußes angelangt sind. So stimulieren Sie sanft alle Reflexzonen.

> Wenn sich ein Bereich verhärtet oder starr anfühlt, verweilen Sie dort einen Moment länger und schenken ihm besondere Aufmerksamkeit. Dies gilt besonders für die Ferse: Hier liegt die Reflexzone für das Becken, dessen Bedeutung für unser Wohlbefinden oft nicht ausreichend beachtet wird.

> Zum Abschluss der Fußreflexzonenmassage nehmen Sie den Fuß zwischen Ihre flachen Hände, sodass eine Hand auf der Fußsohle und die andere auf dem Fußrücken liegt.

> Lassen Sie die Hände einen Moment so ruhen, damit ihre Wärme spürbar wird, und lassen Sie sie dann federleicht und gleichzeitig über die Zehen vom Fuß gleiten.

> Wiederholen Sie anschließend die Massage am linken Fuß.

### Info

Um die Fußreflexzonen und damit den gesamten Organismus anzuregen, gibt es auch im Alltag einige geeignete Möglichkeiten. Gerade in der warmen Jahreszeit empfiehlt es sich, so oft wie möglich barfuß zu gehen. Ob auf Sand, Kies oder einer Wiese: Barfußgehen ist wie eine kleine Massage, die nicht nur der Körperhaltung guttut, sondern auch die Fußreflexzonen aktiviert. Die Variante für den Winter: Warme Fußbäder wirken sich positiv auf die Reflexzonen aus und spenden sowohl den Füßen als auch den Organen wohltuende Wärme.

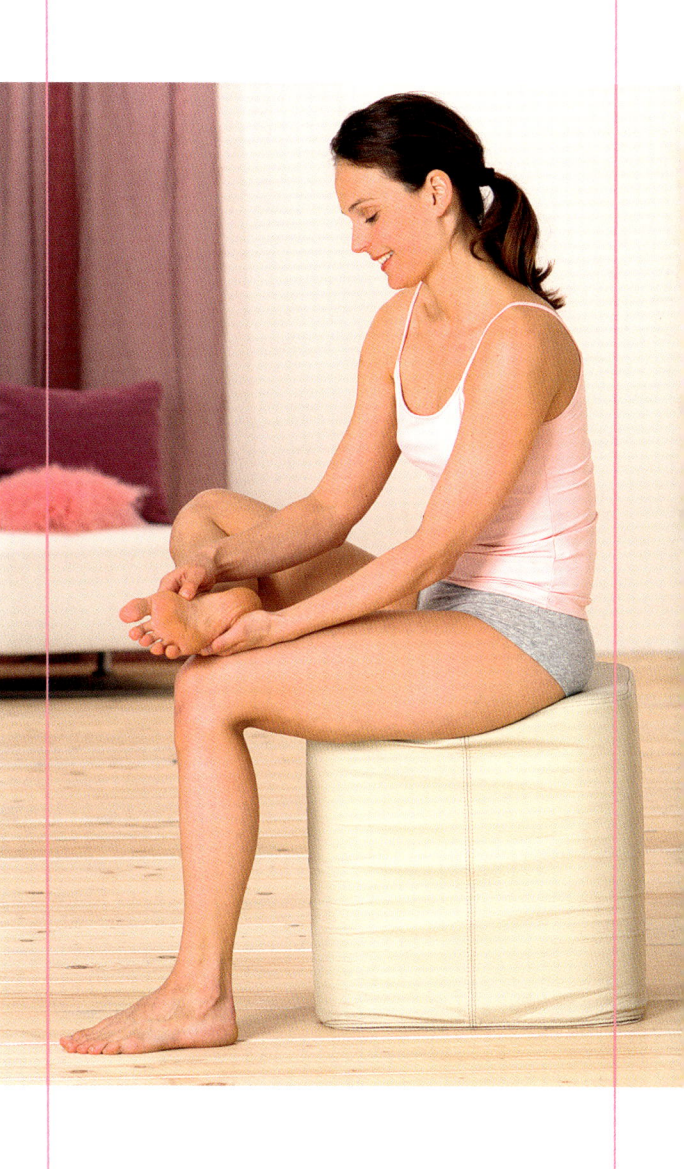

# Kurze Thai-Massage

### WAS ZEICHNET DIESE MASSAGE AUS?

Das Besondere an der Thai-Massage ist, dass der Massierende dabei nicht nur seine Hände, sondern seinen ganzen Körper und sein Körpergewicht einsetzt. Auf diese Weise bringt er den Massierten oft in besondere Körperhaltungen – daher wird die Thai-Massage manchmal auch »passives Yoga« genannt.

### SO WIRD'S GEMACHT

Diese kurze Thai-Massage beschränkt sich auf die Körperrückseite, der Massierte liegt auf dem Bauch, streckt seine Arme neben dem Körper aus oder legt die Hände unter den Kopf. Knien Sie sich in Schrittstellung über den Po Ihres Partners, sodass Ihr Körperschwerpunkt über ihm liegt.

> Legen Sie Ihre Handballen auf den unteren Rücken links und rechts neben seine Wirbelsäule, Ihre Fingerspitzen zeigen nach außen.

> Verlagern Sie Ihr Körpergewicht im Rhythmus mit dem Atem des Massierten auf Ihre Hände, indem Sie leicht vor- und zurückschaukeln: Beim Ausatmen verstärken Sie sanft den Druck, beim Einatmen lösen Sie ihn wieder. Bitten Sie den Massierten dabei vor allem anfangs, Ihnen zu sagen, wie viel Druck er als angenehm empfindet.

**Zeitaufwand:** etwa 4 Minuten
**Selbstbehandlung:** nein
**Partnerbehandlung:** ja
**Massageöl:** ohne Öl
**Wirkungen:** entspannend und belebend, lindert Rückenschmerzen und Verspannungen

> Massieren Sie auf diese Weise entlang der Wirbelsäule bis zu den Schultern und wieder zurück bis oberhalb des Pos.

> Danach knien Sie in derselben Haltung neben dem Po Ihres Partners, diesmal mit dem Blick zu seinen Füßen. Dabei ist das von seinem Körper abgewandte Bein aufgestellt.

> Legen Sie die Hand, die vom Körper abgewandt ist, unter seine Fußrücken, heben Sie seine Füße an und führen Sie sie zum Po. Gleichzeitig legen Sie Ihre andere Hand oberhalb des Pos mittig auf seinen Rücken und drücken sanft in Richtung seiner Beine.

> Variieren Sie den Druck Ihrer Hände wieder durch leichtes Schaukeln mit Ihrem Körper, drücken Sie bei dieser Massage aber nur so fest, wie es angenehm für Ihren Partner ist.

> Halten Sie die Dehnung rund eine Minute, dann legen Sie die Füße behutsam wieder ab.

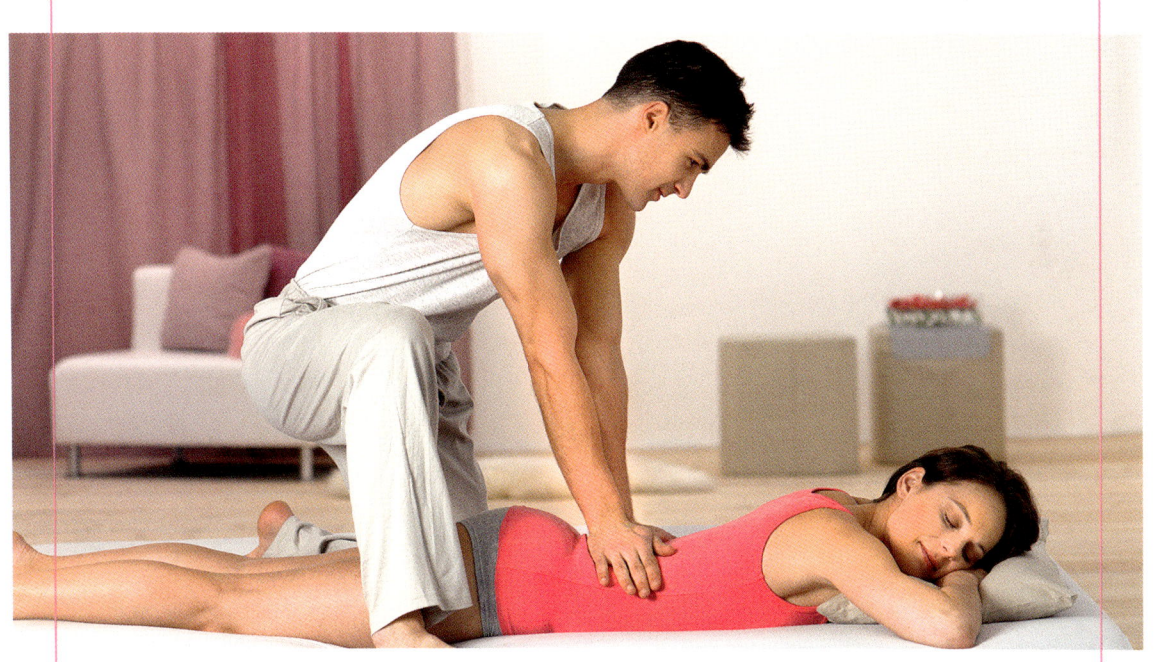

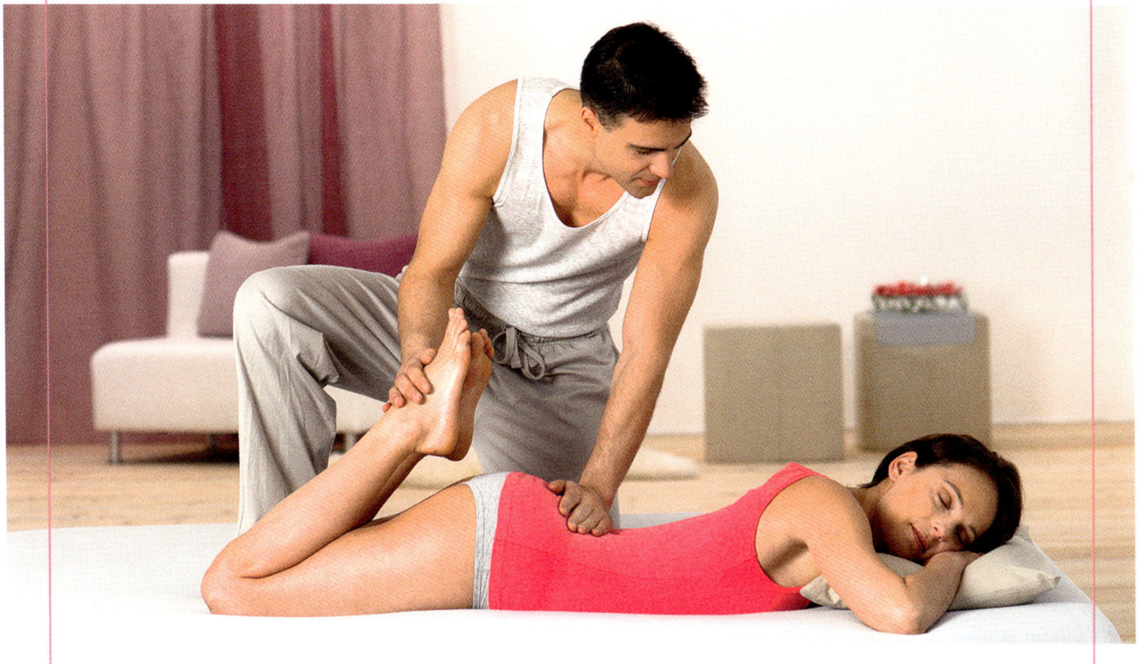

# Kurzmassage mit dem Massageroller

### WAS ZEICHNET DIESE MASSAGE AUS?

Massageroller, -bälle und -stäbe sind praktische Hilfsmittel für eine anregende Massage. Sie regen die Durchblutung an und sind eine bequeme Alternative zum Kneten oder Streichen mit den Händen. Massagebänder, die kleine Massagerollen oder -kugeln enthalten, sind speziell für die Selbstbehandlung des Rückens gedacht – damit können Sie die folgende Massage auch alleine durchführen.

### SO WIRD'S GEMACHT

Die Massage kann im Sitzen oder im Liegen durchgeführt werden.

> Beginnen Sie am unteren Rücken auf einer Seite der Wirbelsäule und bewegen Sie den Massageroller nach oben in Richtung Nacken.

> Setzen Sie immer wieder ab und etwas höher neu an, sodass Sie über jeden Abschnitt des Rückens mehrere Male hinweg massieren.

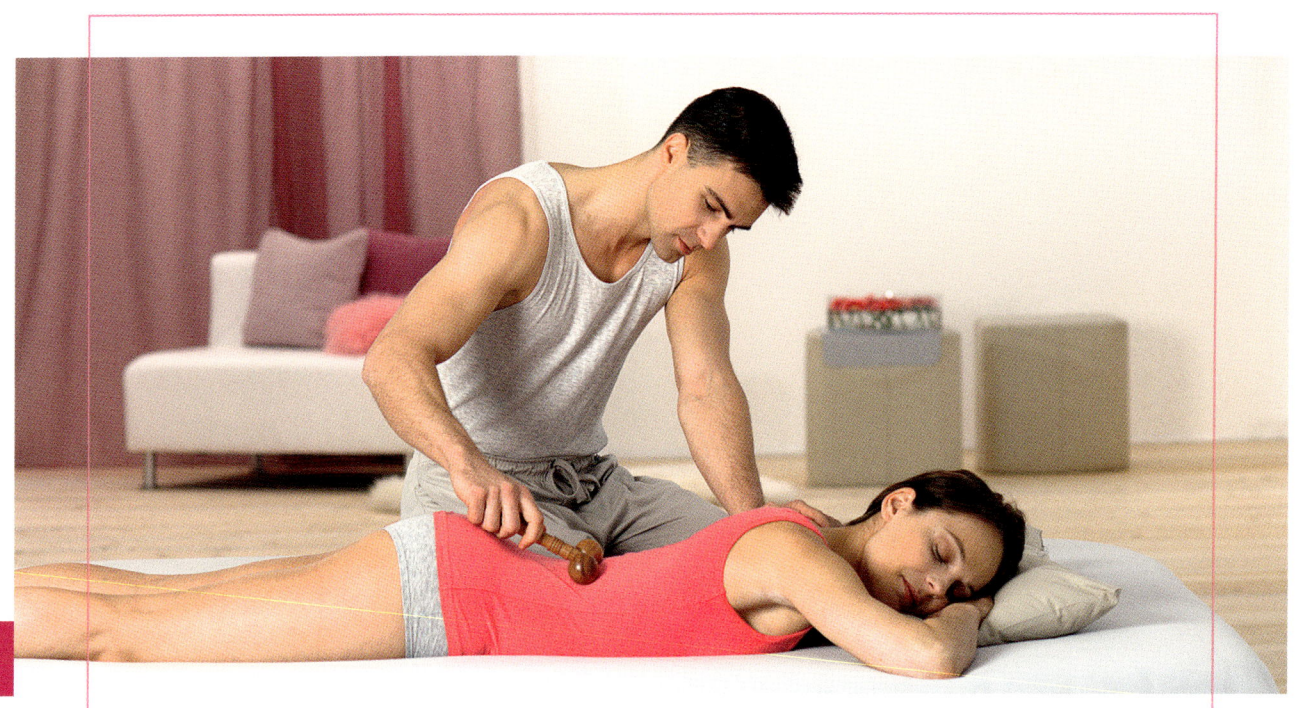

> Wenn Sie im Nacken angekommen sind, massieren Sie genauso auf der anderen Seite der Wirbelsäule.

> Dann setzen Sie den Massageroller wieder am unteren Rücken neben der Wirbelsäule an und schieben ihn sanft nach außen. Massieren Sie auf diese Weise bis dicht unterhalb der Schulterblätter.

> Über die Schulterblätter selbst rollen Sie mit ganz leichtem Druck, da die Massage auf knochigen Bereichen schnell unangenehm werden kann. Auf den Schultern können Sie wieder kräftiger massieren.

**Zeitaufwand:** etwa 3 Minuten
**Selbstbehandlung:** ja (mit Massageband)
**Partnerbehandlung:** ja
**Massageöl:** ohne Öl
**Wirkungen:** lockernd und anregend, steigert die Durchblutung, bei Verspannungen

> Wiederholen Sie die Massage auf der anderen Seite der Wirbelsäule.

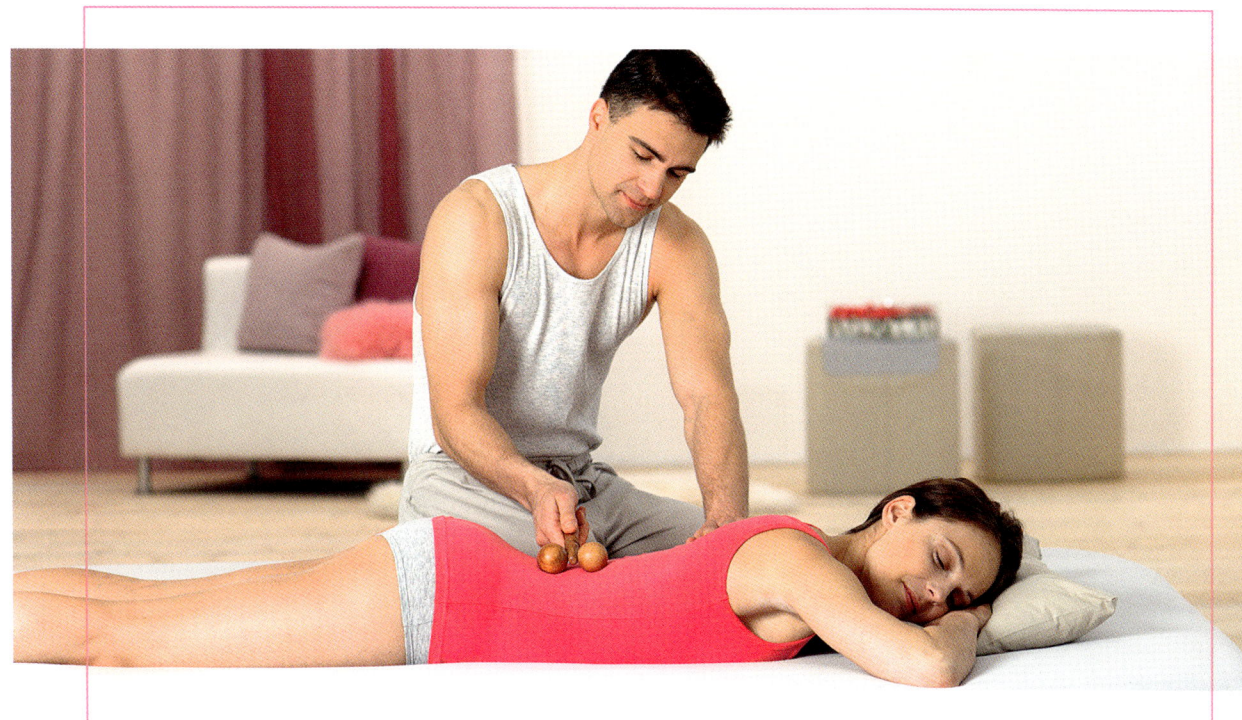

# Handreflexzonen-Massage für zwischendurch

## WAS ZEICHNET DIESE MASSAGE AUS?

Die Handreflexzonen-Massage beruht auf denselben Prinzipien wie die Fußreflexzonen-Massage (siehe Seite 38), nämlich auf der reflektorischen Verbindung zwischen bestimmten Zonen der Hand und teils weit entfernten Organen und Körperbereichen.

Die Massage der Handreflexzonen ist noch einfacher einzusetzen, sie kann sogar in einer kurzen Arbeitspause im Büro ausgeführt werden.

## SO WIRD'S GEMACHT

Bei der Handreflexzonen-Massage wird zuerst die rechte, dann die linke Hand auf dieselbe Weise massiert.

> Beginnen Sie die Massage, indem Sie die Hand locker umfassen und mit dem Daumenballen mehrere Male mit kräftigem Druck über die gesamte Handfläche kreisen.

> Dann massieren Sie von der Außenkante der Handfläche an in geraden Linien jeweils vom Fingeransatz bis zum Handgelenk, indem Sie mit Daumen und Zeigefinger fest drücken.

**Zeitaufwand:** etwa 4 Minuten
**Selbstbehandlung:** ja
**Partnerbehandlung:** ja
**Massageöl:** ohne Öl
**Wirkungen:** entspannend und harmonisierend, lindert Stress und stressbedingte Beschwerden

> Folgen Sie dabei immer den Vertiefungen zwischen den Mittelhandknochen, und üben Sie auf den Knochen selbst nur sanften Druck aus. In der Handfläche liegen die Reflexzonen für die inneren Organe, die durch die Massage sanft angeregt werden.

> Streichen Sie einige Male mit der Daumenkuppe entlang der Handkante bis zum Handgelenk – hier befindet sich die Reflexzone der Wirbelsäule.

> Zuletzt massieren Sie die Finger, indem Sie sie zwischen Daumen und Zeigefinger vom Grundgelenk bis zur Fingerspitze behutsam von allen Seiten kneten. Beginnen Sie beim Daumen, und drücken Sie dabei jeweils auch den Bereich zwischen den Grundgelenken.

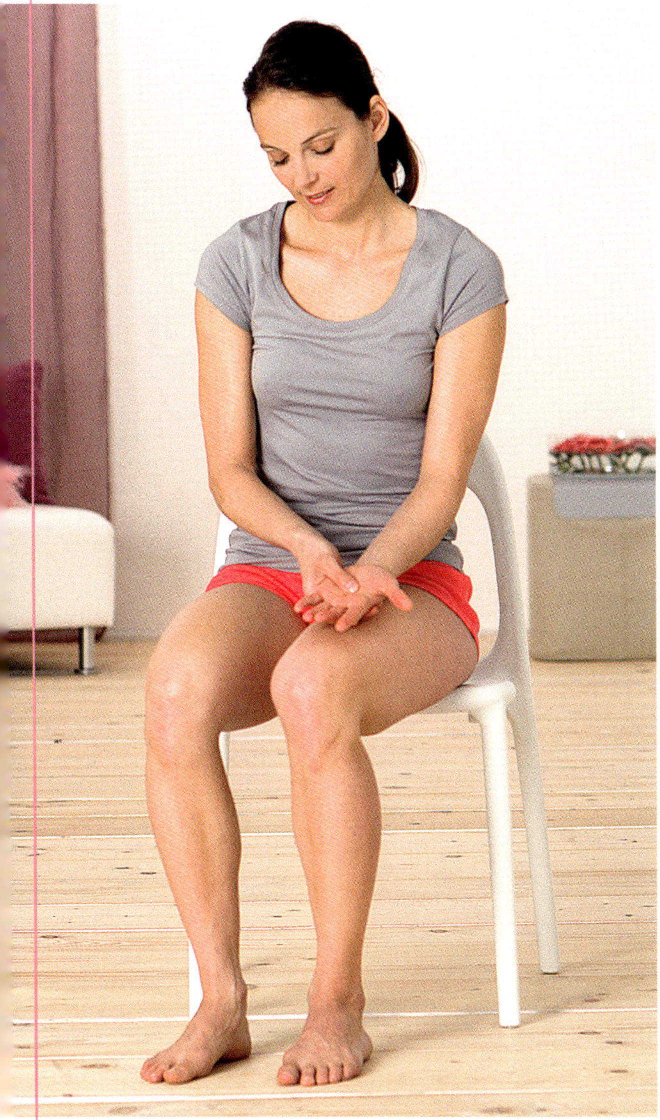

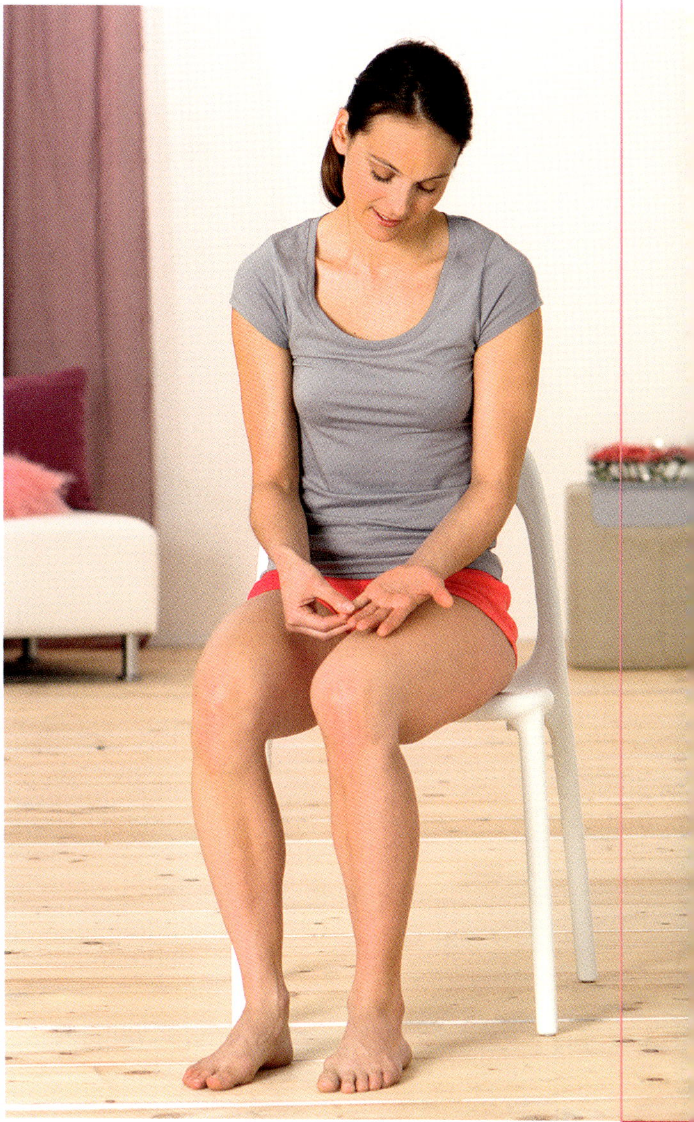

# Japanische Bauchmassage

### WAS ZEICHNET DIESE MASSAGE AUS?

In unserer westlichen Gesellschaft wird der Bauch vor allem dann geschätzt, wenn er möglichst wenig in Erscheinung tritt: Er soll flach und straff und kaum zu sehen sein. In anderen Kulturen wird der Bauch dagegen viel stärker als Zentrum von Gesundheit und Wohlbefinden und zentrale Kraftquelle des Körpers geachtet.

In Japan beispielsweise hat der Bauch seit jeher große Bedeutung. Er wird als *Hara* bezeichnet und bildet das Zentrum der Lebensenergie und Kraft, die den Menschen mit beiden Beinen fest auf der Erde stehen lässt. *Hara* entspricht dem Körperschwerpunkt und spielt in vielen Bereichen der japanischen Kultur eine wichtige Rolle.

In den japanischen Kampfkünsten und beim Sumo-Ringen ist *Hara* das Zentrum, aus dem heraus die Bewegung und die Kraft erfolgt. Innerhalb des Bauch-Becken-Raums liegt auch der Energiepunkt *Tanden*, der als Quelle der Lebenskraft betrachtet wird. Auch er wird bei der Bauchmassage behutsam aktiviert.

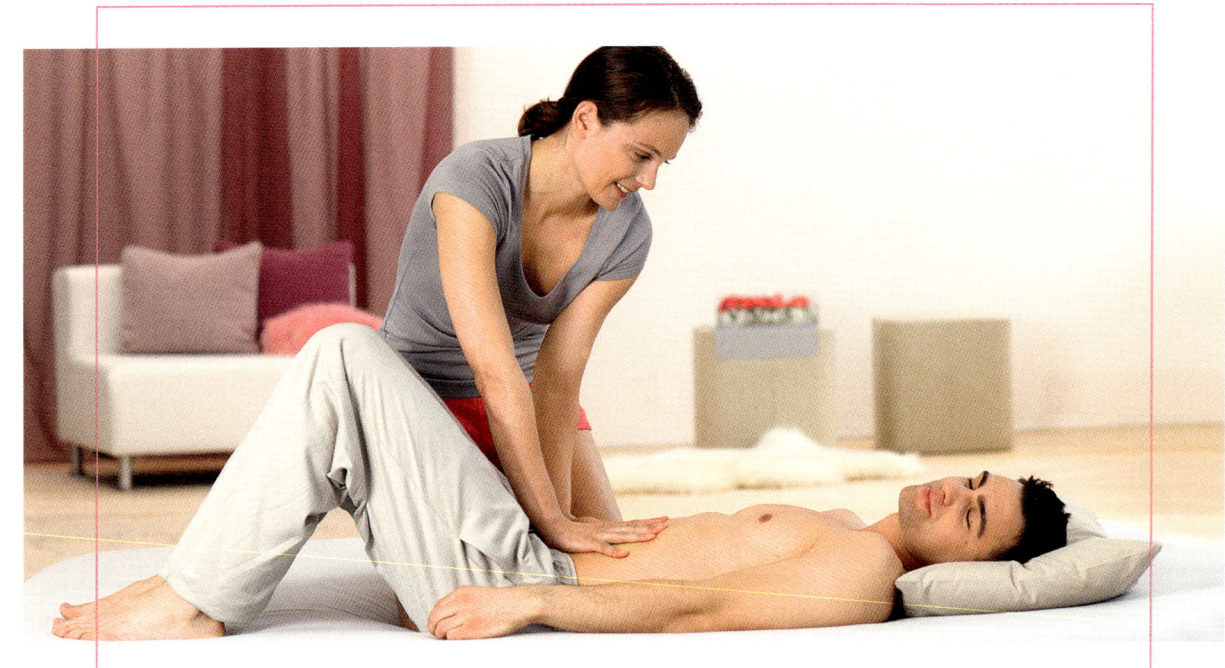

## SO WIRD'S GEMACHT

Wenn Sie sich selbst eine wohltuende und anregende Bauchmassage gönnen wollen, dann empfiehlt es sich, die Massage im Sitzen durchzuführen, bei der Partnerbehandlung legt sich der Massierte auf den Rücken.

> Wärmen Sie als Erstes Ihre Hände an, indem Sie die Handflächen kurz kräftig aneinanderreiben. Dann legen Sie die Hände flach nebeneinander auf den Bauch und spüren kurz der Wärme, Berührung und dem Atem nach, um sich auf die Massage einzustimmen (Foto links).

> Als Nächstes massieren Sie den Bauch mit sanftem Kreisen: Legen Sie eine Hand flach unterhalb des Nabels auf den Bauch, und streichen Sie im Uhrzeigersinn in einem Kreis etwa 30-mal über den gesamten Bauch. Das Zentrum des Kreises ist der Bereich direkt unter dem Bauchnabel.

> Legen Sie Ihre Handballen links und rechts an die Körperseiten und schieben Sie Ihre Hände gegeneinander, sodass die langen Bauchmuskeln zwischen den Handballen geknetet werden. Üben Sie dabei nur geringen Druck aus – die Massage soll nicht schmerzhaft sein!

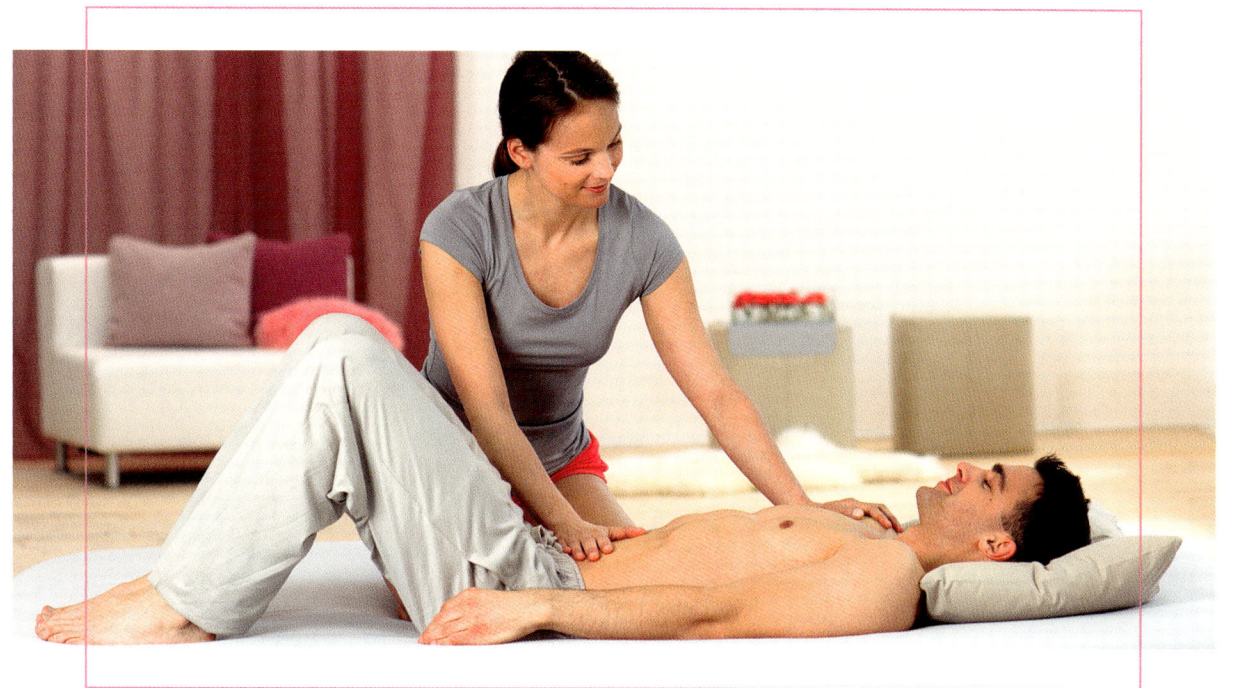

> Massieren Sie auf diese Weise vom unteren Rand des Rippenbogens bis auf Höhe der Hüftgelenke.
> Jetzt bringen Sie den Bauch zum Vibrieren. Legen Sie dafür Ihre Finger leicht gespreizt links und rechts des Nabels flach auf die Bauchdecke.
> Versetzen Sie jetzt Ihre Hände in schnelle, kleine Schwingungen. Die Finger gleiten nicht über die Haut, sondern übertragen die Bewegung direkt auf die Bauchmuskeln.
> Als Nächstes aktivieren Sie den Energiepunkt *Tanden*. Legen Sie dafür die Spitzen von Zeige- und

**Zeitaufwand:** etwa 7 Minuten
**Selbstbehandlung:** ja
**Partnerbehandlung:** ja
**Massageöl:** ohne Öl
**Bitte beachten!** Nur auf nüchternen Magen. Nicht während der Menstruation oder Schwangerschaft, ebenfalls nicht nach Operationen
**Wirkungen:** schenkt neue Energie, harmonisiert die Verdauung, hilft gegen Verstopfung und Verdauungsbeschwerden

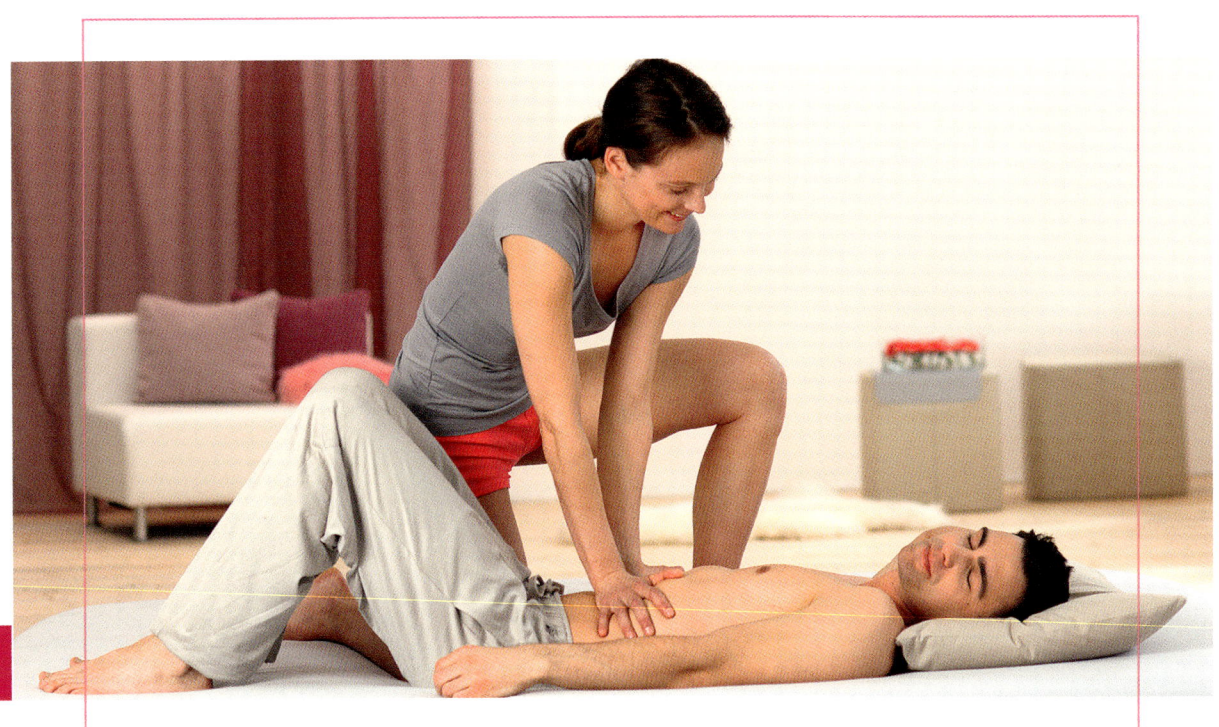

Mittelfinger zwei bis drei Fingerbreit unterhalb des Nabels auf den Bauch (Foto unten rechts). Dieser Energiepunkt spielt zum Beispiel im Aikido eine wichtige Rolle, weil er als das Zentrum des Menschen gilt.

> Reiben Sie den Punkt etwa eine halbe Minute lang im Uhrzeigersinn. Achten Sie darauf, nicht in den Bauch zu drücken, sondern lediglich sanft die Haut zu massieren.

> Zum Abschluss legen Sie wieder wie zu Beginn der Massage beide Hände flach nebeneinander auf den Bauch. So können Sie der Wirkung der Massage nachspüren und dem Bauch noch einen Moment lang die Wärme der Hände schenken.

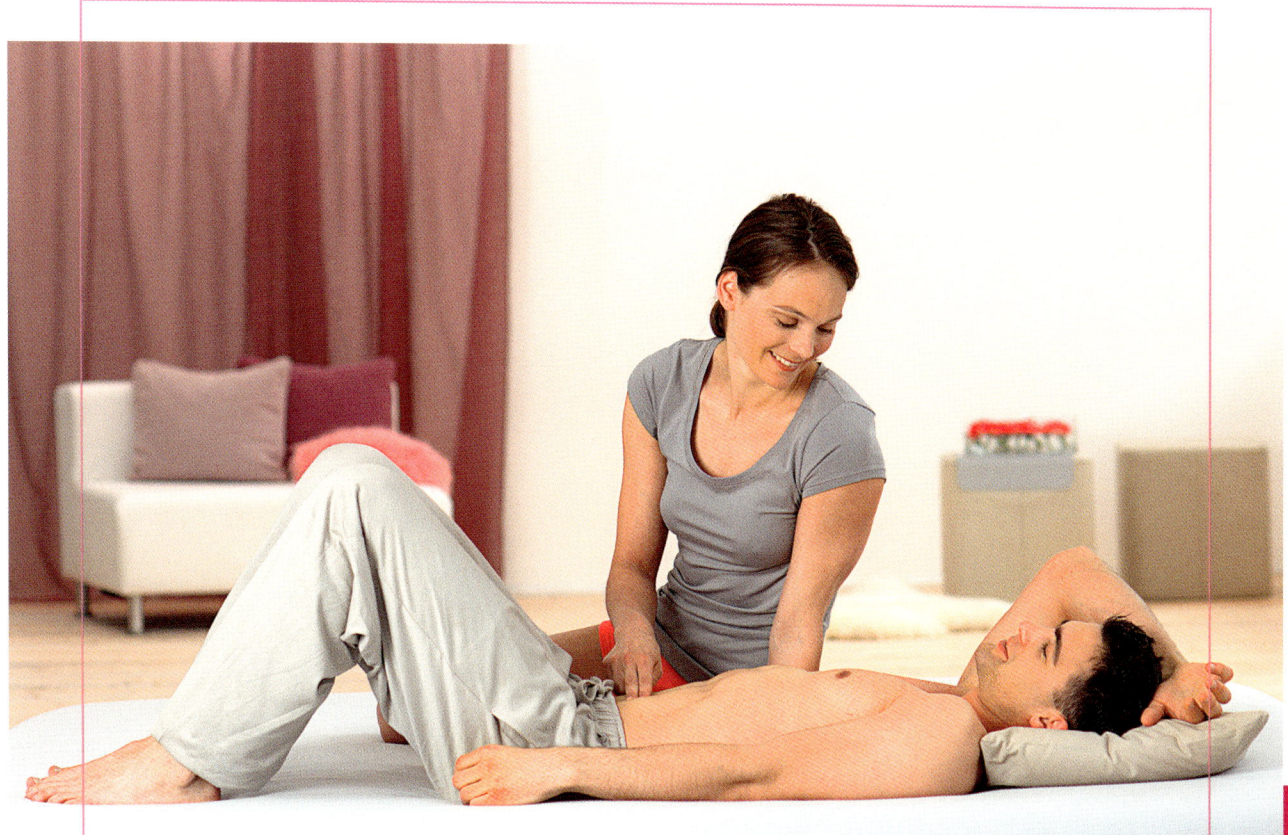

# Tibetische Energiezonen-Massage

### WAS ZEICHNET DIESE MASSAGE AUS?

Die Energiezonen-Massage stammt aus der tibetischen Medizin, die hierzulande noch wenig bekannt ist. Sie hat ihren Ursprung in den schamanischen Traditionen des alten Tibet, enthält jedoch auch Einflüsse aus der indischen Heilkunde Ayurveda und der Traditionellen Chinesischen Medizin. Die Tibetische Energiezonen-Massage erinnert auf den ersten Blick an die aus China stammende Akupressur (siehe Seite 84): In beiden Massagetraditionen werden nicht die Muskeln geknetet, sondern bestimmte Punkte auf dem Körper behandelt. Die Tibetische Energiezonen-Massage beschränkt sich jedoch auf eine überschaubare Anzahl von Energiepunkten, die leicht zu merken und überaus wirksam sind. Darüber hinaus sind die Energiezonen der tibetischen Massage großflächiger als die Energiepunkte bei der Akupressur. Deshalb können auch Anfänger sie besonders leicht finden und behandeln.

Im Gegensatz zur Akupressur werden diese Zonen nicht gedrückt, sondern mit den Spitzen von Zeige- und Mittelfinger mit sanftem Kreisen massiert. Dafür kommt eine spezielle Massagepaste zum Einsatz, die die Wirkung der Massage noch verstärkt.

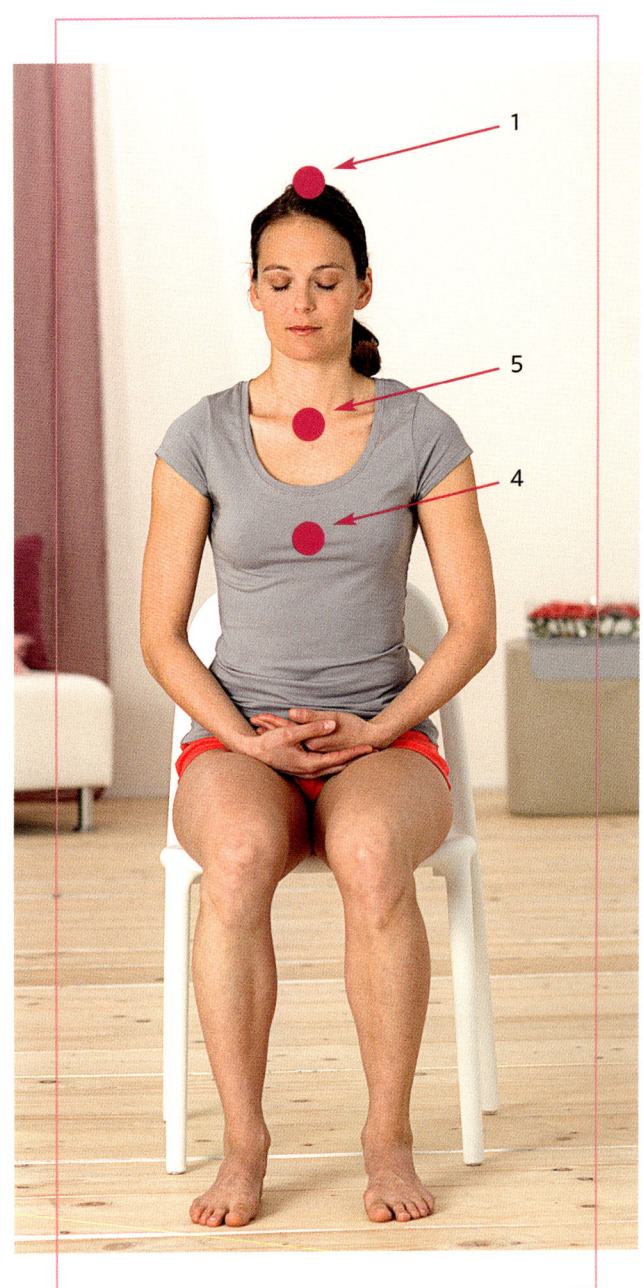

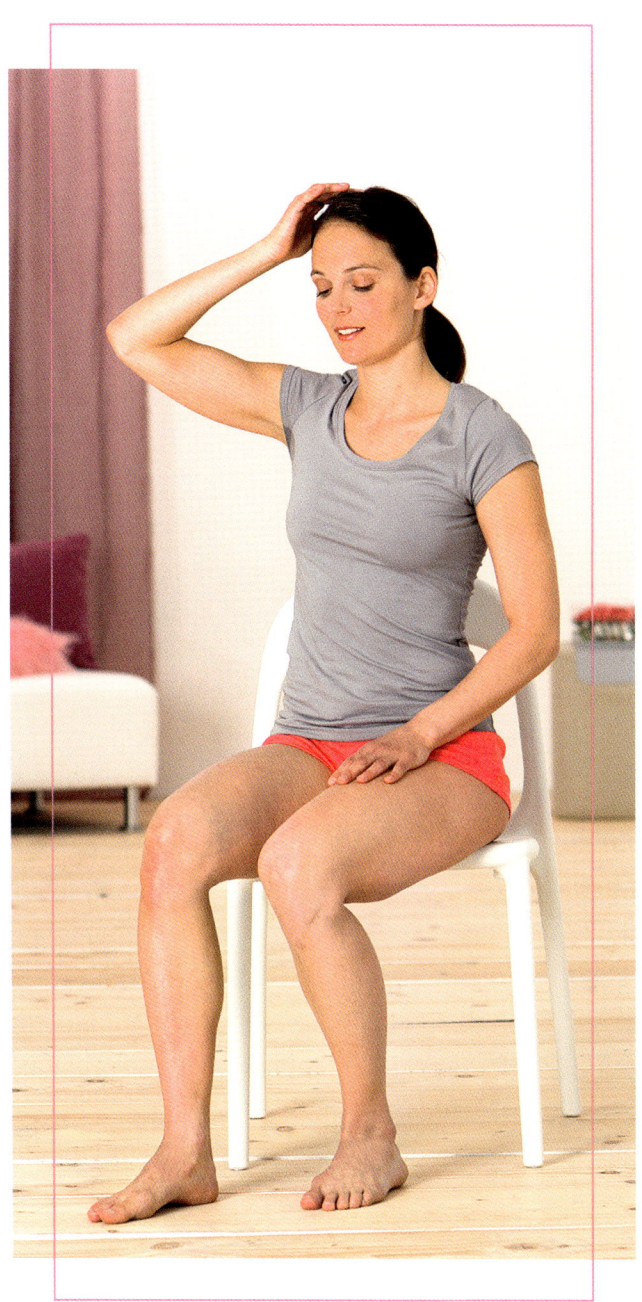

**Zeitaufwand:** etwa 10 Minuten
**Selbstbehandlung:** ja
**Partnerbehandlung:** ja
**Massagepaste:** 2 Teelöffel Butterschmalz mit ½ Teelöffel Ingwerpulver mischen
**Wirkungen:** beruhigend und entspannend, bei Ängsten und Niedergeschlagenheit, lindert Kopfschmerzen und Schlafstörungen

## SO WIRD'S GEMACHT

Bei diesem Massage-Quickie behandeln Sie fünf ausgewählte Energiezonen, die der Massage eine besonders beruhigende, entspannende Wirkung geben. Am besten führen Sie die Massage im Sitzen durch.

> Geben Sie etwas Massagepaste auf die Spitzen Ihres Zeige- und Mittelfingers, und legen Sie diese genau an die höchste Stelle des Kopfes (1).

> Reiben Sie in kleinen Kreisen etwa zwei Minuten langsam über die Haut, ohne Druck auszuüben. Der Punkt lindert Erschöpfung und Schlafstörungen.

> Als Nächstes behandeln Sie den Punkt des siebten Halswirbels. Der siebte Halswirbel befindet sich auf der Wirbelsäule und ist leicht zu finden, da er sich auf Schulterhöhe deutlich hervorhebt (Foto Seite 55, Punkt 2).

> Geben Sie wieder etwas Massagepaste auf Ihre Fingerspitzen, und kreisen Sie auch in dieser Zone etwa zwei Minuten lang, ohne Druck auszuüben. Dieser Energiepunkt ist besonders hilfreich bei Nervosität sowie bei Verspannungen, vor allem in Schultern und Nacken.

> Der folgende Energiepunkt liegt paarig auf beiden Seiten der Wirbelsäule. Sie finden ihn jeweils eine Handbreit hinter den Ohren am unteren Rand des Schädelknochens (3).

> Geben Sie etwas Massagepaste auf die Fingerspitzen beider Hände und behandeln Sie beide Zonen gleichzeitig, indem Sie etwa zwei Minuten lang mit den Fingerspitzen darüber kreisen. Die Behandlung dieser Energiezonen lindert Spannungskopfschmerzen und kann bei Migräne helfen.

> Die beiden letzten Energiepunkte liegen auf der Vorderseite des Körpers. Zuerst massieren Sie die Energiezone am Brustmittelpunkt. Sie finden Sie auf dem Brustbein auf einer Linie zwischen den Brustwarzen (Foto Seite 52, Punkt 4).

> Geben Sie wieder etwas Massagepaste auf die Fingerspitzen einer Hand, und massieren Sie diesen Bereich etwa zwei Minuten lang mit sanften Kreisbewegungen. Die Massage dieses Energiepunktes hilft sowohl bei Ängsten als auch bei depressiven Verstimmungen. Außerdem wirkt sie ausgleichend bei Kreislaufbeschwerden.

> Zuletzt behandeln Sie die Energiezone am unteren Rand der Halsgrube, direkt oberhalb des Brustbeins (Foto Seite 52, Punkt 5). Verzichten Sie in diesem Bereich auf jeden Druck, verreiben Sie nur mit den Fingerspitzen in kleinen Kreisen die Massagepaste auf der Haut. Dieser Punkt wirkt Gefühlen von Lustlosigkeit und Schwäche entgegen und hilft ebenfalls beim Umgang mit Ängsten.

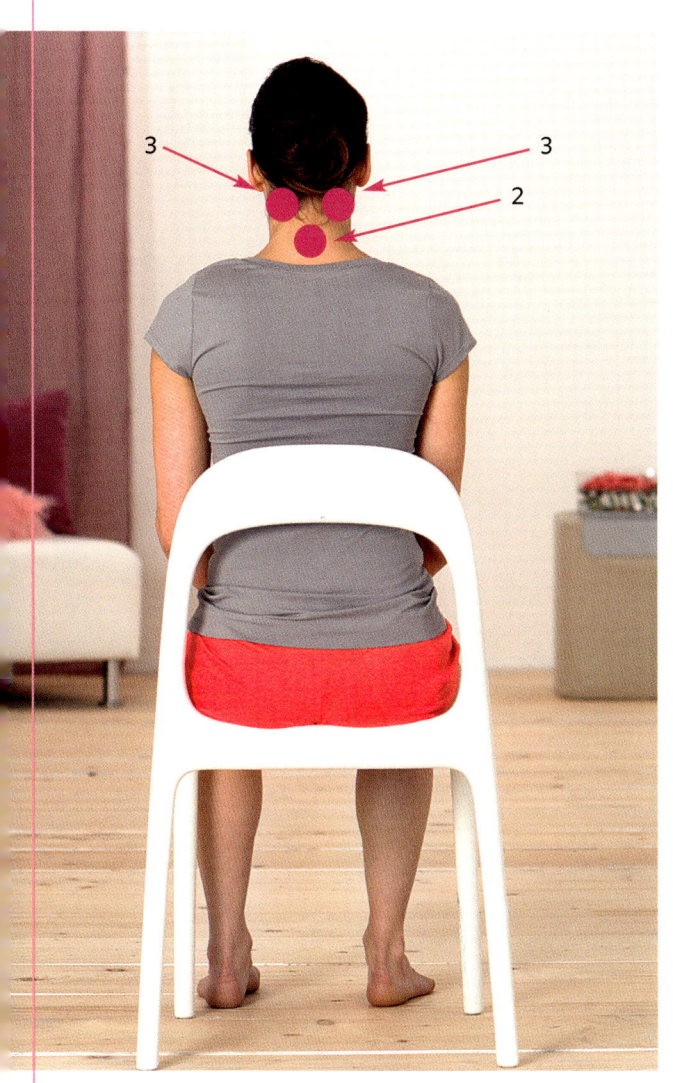
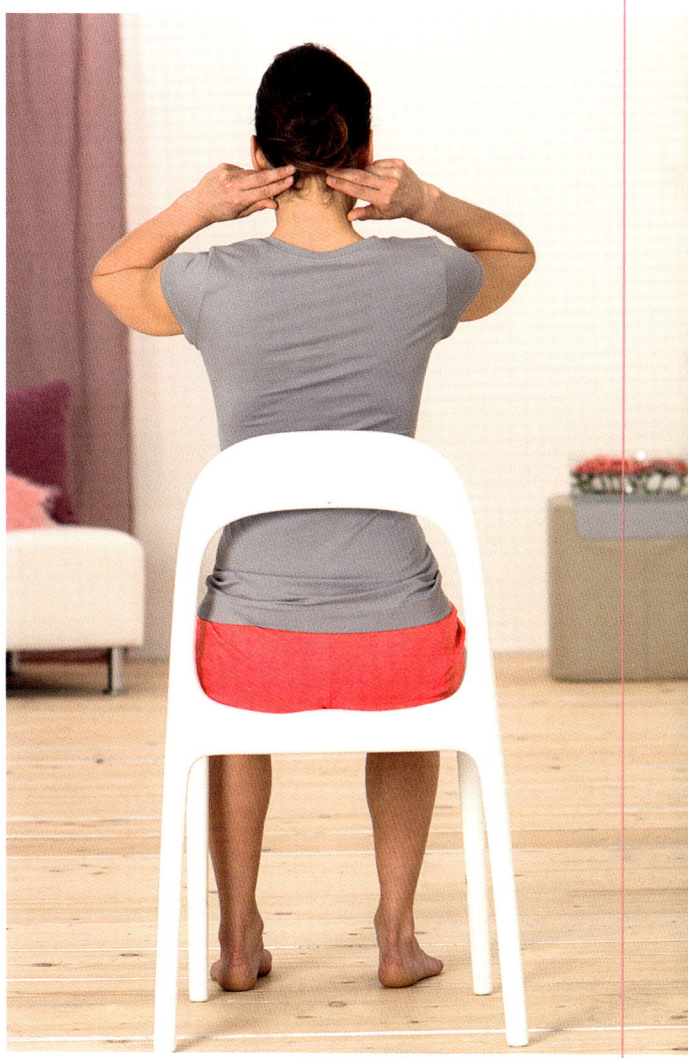

# Schnelle Schultermassage

## WAS ZEICHNET DIESE MASSAGE AUS?

Mit einer schnellen Schultermassage können Sie der Liebling Ihrer Kollegen werden: Bei Schreibtischjobs sorgt sie für etwas Entspannung zwischendurch, die lästigen Verkrampfungen vorbeugt. Praktisch an dieser Massage ist, dass sie auch mit leichter Kleidung ausgeführt werden kann.

## SO WIRD'S GEMACHT

Die Schultermassage wird am besten im Sitzen durchgeführt, der Massierende steht hinter dem Massierten.

> Legen Sie die Hände auf die Schultern, und beginnen Sie an beiden Schultern gleichzeitig mit sanftem Kneten: Drücken Sie die Schultermuskeln zwischen Ihren Fingern und Ihrem Handballen, und lassen Sie Ihre Hände zwischen Halsansatz und Schultergelenk hin und her wandern.

> Lassen Sie Ihre Hände auf den Schultern liegen, und drücken Sie sie vom Halsansatz bis zum Schultergelenk Stück für Stück mit den Daumen:

**Zeitaufwand:** etwa 4 Minuten
**Selbstbehandlung:** nein
**Partnerbehandlung:** ja
**Massageöl:** ohne Öl
**Wirkungen:** lockernd und entspannend, lindert wirksam Schulter- und Nackenschmerzen

Setzen Sie die Daumen dabei immer wieder neu an, steigern Sie langsam den Druck, lösen Sie ihn anschließend und setzen Sie dicht daneben wieder neu an.

> Zuletzt legen Sie die geschlossenen Finger beider Hände dicht nebeneinander auf eine Schulter und bewegen sie gemeinsam locker in kleinen Bewegungen vor und zurück. Dadurch werden die Schultermuskeln leicht gerüttelt. Die Finger gleiten nicht über die Schultern, sondern die Muskeln bewegen sich mit ihnen.

> Beginnen Sie am Halsansatz, und setzen Sie das Rütteln bis zum Schultergelenk fort. Wiederholen Sie dies an der anderen Schulter.

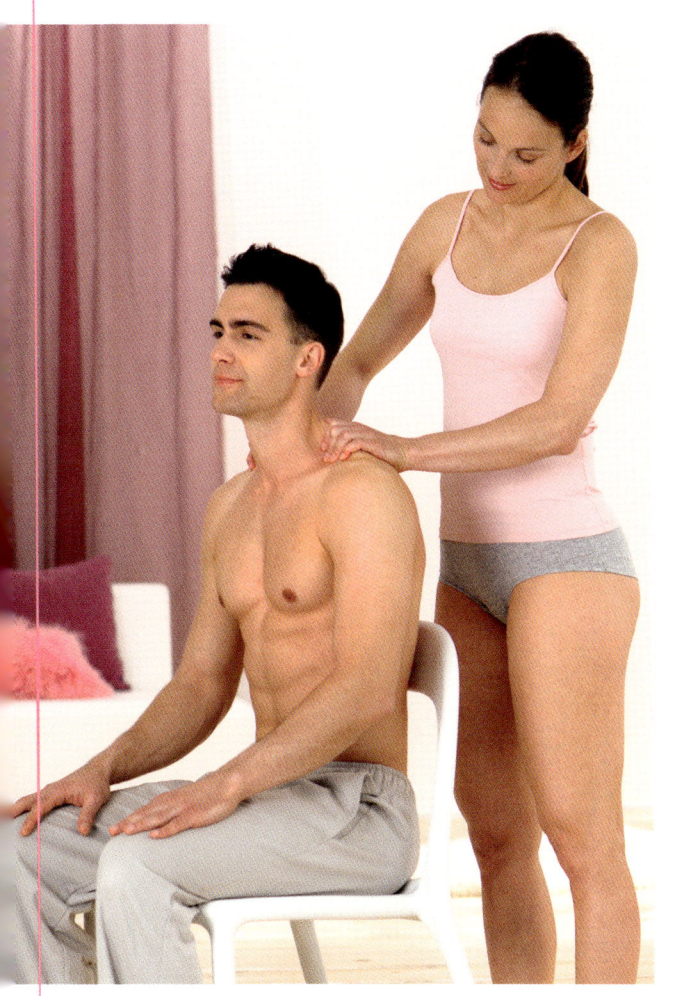
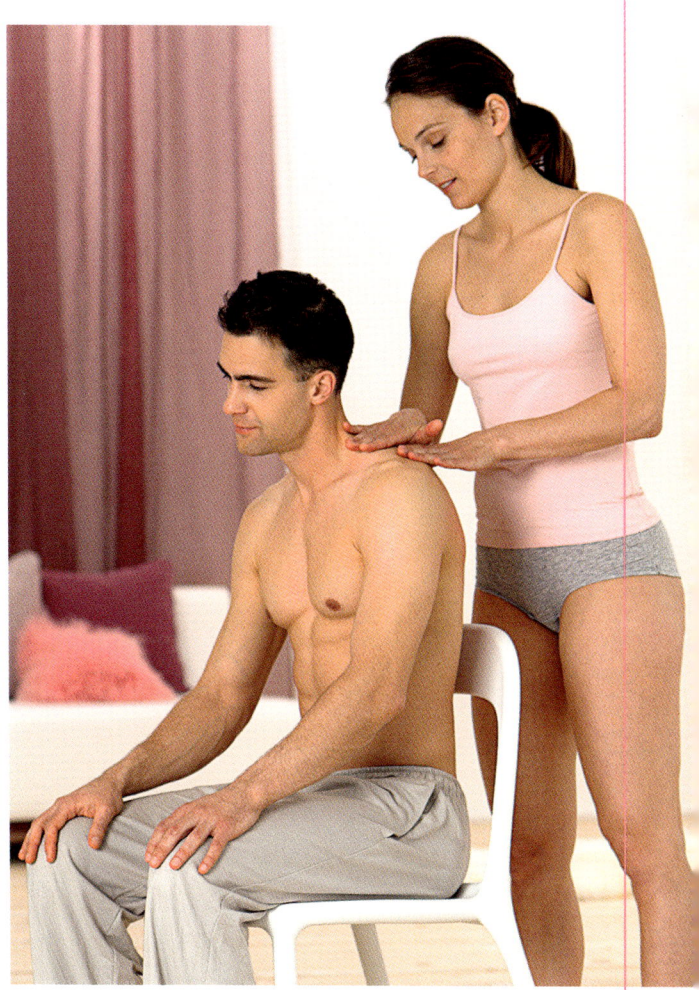

# Aktivierende Rosmarinmassage

### WAS ZEICHNET DIESE MASSAGE AUS?

Die aktivierende Rosmarinmassage ist ideal, wenn Sie nach einem anstrengenden Tag neue Energien wecken wollen. Die anregende Wirkung des Rosmarinöls vertreibt Müdigkeit und hilft Ihnen an trägen Tagen, den inneren Schweinehund zu überwinden.

### SO WIRD'S GEMACHT

Diese Massage lässt sich am besten im Sitzen durchführen.

> Geben Sie etwas Öl in Ihre Hand und streichen Sie ein paar Mal vom Handrücken bis zur Schulter, um den ganzen Arm einzuölen.

> Dann umfassen Sie den Arm locker und massieren mit dem Daumen in kleinen Kreisen die Muskeln vom Handgelenk bis zum Ellbogen und vom Ellbogen bis zur Schulter.

> Zuletzt lassen Sie Ihre Hand mit schnellen, knetenden Bewegungen mehrere Male vom Handgelenk bis zur Schulter gleiten .

> Wiederholen Sie die Massage anschließend am anderen Arm.

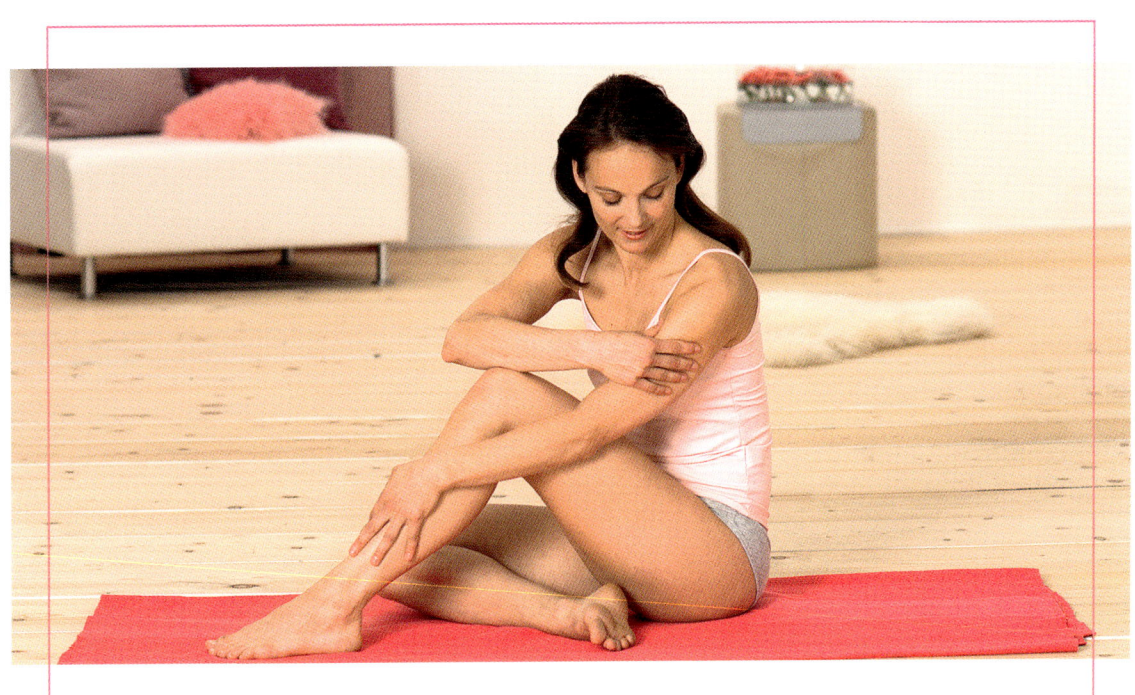

> Verteilen Sie wieder etwas Massageöl in den Hän-
den und streichen mehrmals vom Fußgelenk bis
zum Knie, bis der Unterschenkel gut eingeölt ist.

> Umfassen Sie die Rückseite des Knöchels, wobei
die eine Hand etwas höher liegt als die andere.

> Kneten Sie nun die Wade bis zur Kniekehle. Dabei
folgt die eine Hand dicht hinter der anderen, und
beide drücken im Wechsel .

> Zum Abschluss streichen Sie den Unterschenkel
mit schnellen, kräftigen Bewegungen rundum von
unten nach oben aus.

> Wiederholen Sie die Massage am anderen Bein.

**Zeitaufwand:** etwa 7 Minuten
**Selbstbehandlung:** ja
**Partnerbehandlung:** ja
**Massageöl:** 1 Esslöffel Olivenöl mit
3 Tropfen ätherischem Rosmarinöl
mischen,Allergietest machen (Seite 21)!
**Bitte beachten!** Nicht in der Schwanger-
schaft, bei Bluthochdruck oder Epilepsie!
**Wirkungen:** aktivierend und anregend,
steigert die Durchblutung und den
Blutdruck, erhöht die Konzentrations-
fähigkeit

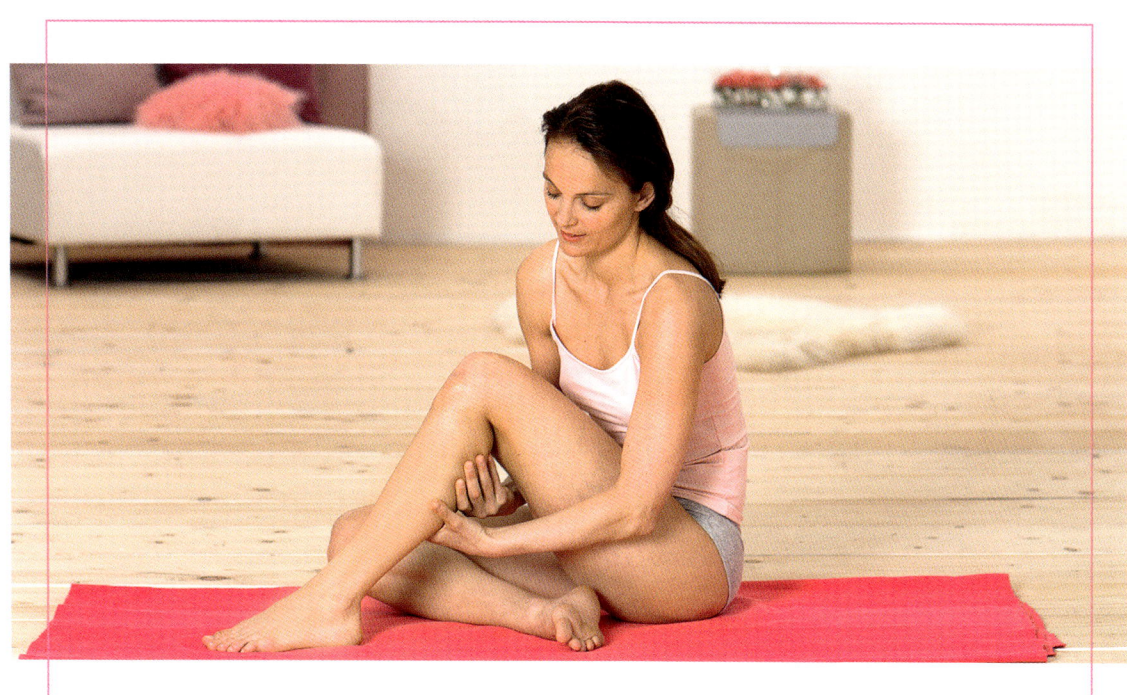

# 5-Minuten-Bürstenmassage

## WAS ZEICHNET DIESE MASSAGE AUS?

Massagebürsten aus Naturborsten verleihen dieser Massage einen besonderen Effekt: Sie regen den Stoffwechsel der Haut an und sorgen wie ein Peeling dafür, dass sie seidenweich wird.

## SO WIRD'S GEMACHT

Sie können die Massage im Sitzen oder im Stehen durchführen, sie eignet sich sogar für die Anwendung unter der Dusche.

> Zuerst wird der rechte Arm massiert: Setzen Sie die Bürste am Handrücken an, und massieren Sie in kleinen Kreisen entlang der Außenseite des Armes über den Ellbogen bis zur Schulter. Dosieren Sie den Druck so, dass die Massage kräftig, aber angenehm ist.

> Dann setzen Sie die Bürste an der Innenseite des Handgelenks an und massieren in kleinen Kreisen bis zur Achsel. Streichen Sie dabei sanfter über die Haut als zuvor, weil Ihre Haut in diesem Bereich viel zarter und empfindlicher ist.

> Wiederholen Sie die Massage am linken Arm.

**Zeitaufwand:** etwa 5 Minuten
**Selbstbehandlung:** ja
**Partnerbehandlung:** ja
**Massageöl:** ohne Öl
**Sonstiges:** kann auch unter der Dusche durchgeführt werden
**Wirkungen:** anregend und stärkend, fördert die Durchblutung, wirkt wie ein Peeling auf die Haut

> Nun sind die Beine an der Reihe: Setzen Sie die Bürste zuerst am Außenknöchel des rechten Beins an. Massieren Sie dann in kleinen Kreisen nach oben bis zur Hüfte.

> Als Nächstes kreisen Sie vom Innenknöchel aus über die Innenseite des Beins, danach vom Fußrücken über die Vorderseite des Beins bis zur Hüftbeuge. Umkreisen Sie einige Male die Kniescheibe, da die Haut am Knie oft etwas rauer ist.

> Zuletzt massieren Sie die Rückseite des Beins bis zum Po – das hilft auch gegen Cellulite.

> Im Anschluss massieren Sie das linke Bein auf dieselbe Weise.

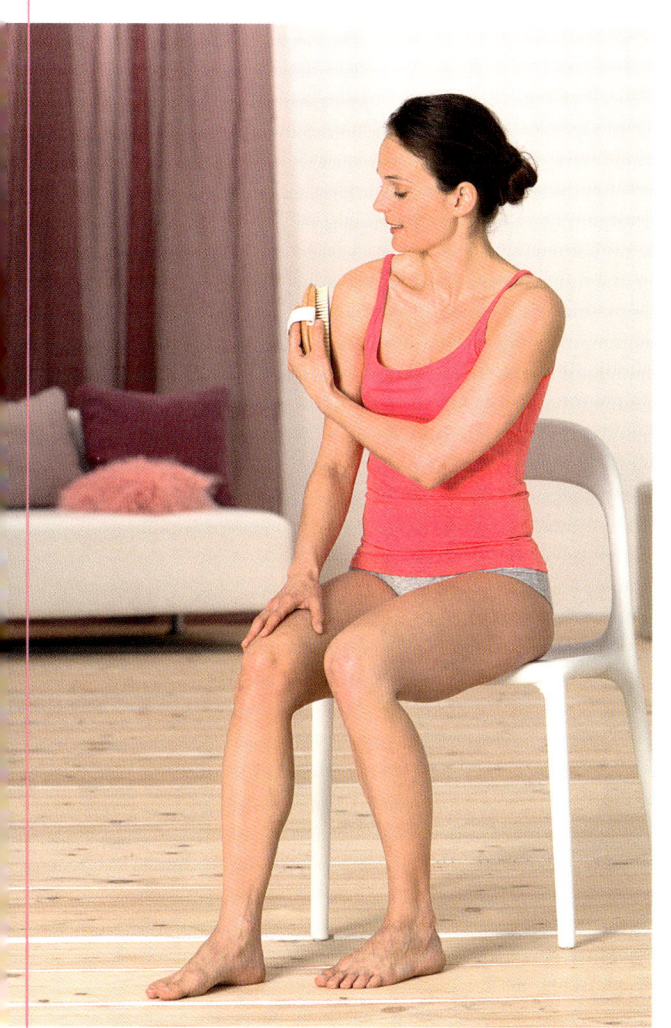
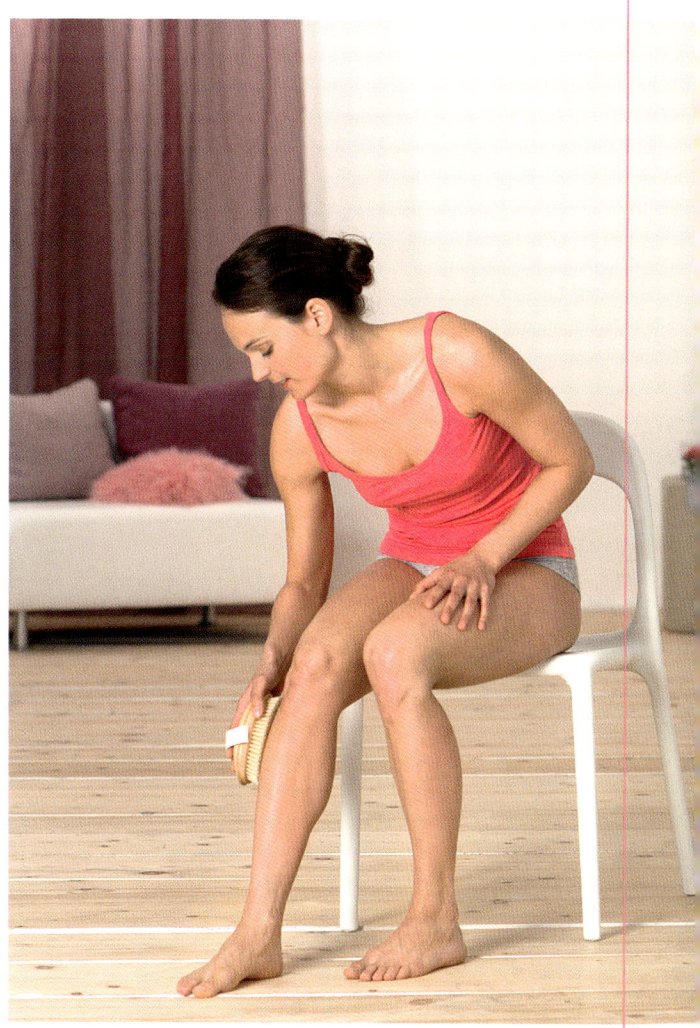

# Lavendel-Relax-Massage

### WAS ZEICHNET DIESE MASSAGE AUS?

Die Lavendel-Relax-Massage eignet sich besonders dafür, nach einem anstrengenden Tag zu entspannen und vor dem Zubettgehen den Alltag hinter sich zu lassen. Das bei dieser Massage verwendete ätherische Lavendelöl beruhigt die Nerven und hilft beim Einschlafen.

### SO WIRD'S GEMACHT

Für diese Massage streckt sich der Massierte auf dem Bauch aus und legt seinen Kopf bequem auf die Arme oder ein kleines Kissen.

> Wärmen Sie das Massageöl in Ihren Händen an und verstreichen Sie es dann in geraden Bahnen vom Kreuz bis zu den Schultern auf dem Rücken Ihres Partners – zuerst dicht neben der Wirbelsäule, dann immer etwas weiter seitlich, bis der gesamte Rücken eingeölt ist.

> Setzen Sie nun Ihre Handballen am unteren Rücken links und rechts neben der Wirbelsäule an, und schieben Sie sie mit leichtem Druck langsam nach oben bis zum Nacken. Wiederholen Sie diese Bewegung einige Male.

**Zeitaufwand:** etwa 3 Minuten
**Selbstbehandlung:** nein
**Partnerbehandlung:** ja
**Massageöl:** 1 Esslöffel Mandelöl mit 2 Tropfen ätherischem Lavendelöl mischen
Allergietest (Seite 21)
**Sonstiges:** Öl ganz einmassieren oder nachruhen und einziehen lassen
**Wirkungen:** beruhigend und harmonisierend, hilft bei Nervosität

> Nun setzen Sie mit gespreizten Fingern die Fingerkuppen im unteren Rücken auf die Haut auf. Massieren Sie in kreisenden Bewegungen gleichzeitig die linke und rechte Seite des Rückens. Die Bewegungen sollten immer von unten nach oben und von innen nach außen verlaufen.

> Zuletzt legen Sie die Hände flach neben der Wirbelsäule auf den unteren Rücken. Lassen Sie Ihre Hände langsam nach außen zu den Körperseiten gleiten.

> Wiederholen Sie dieses Ausstreichen immer ein kleines Stückchen höher, bis Sie an den Schultern angelangt sind.

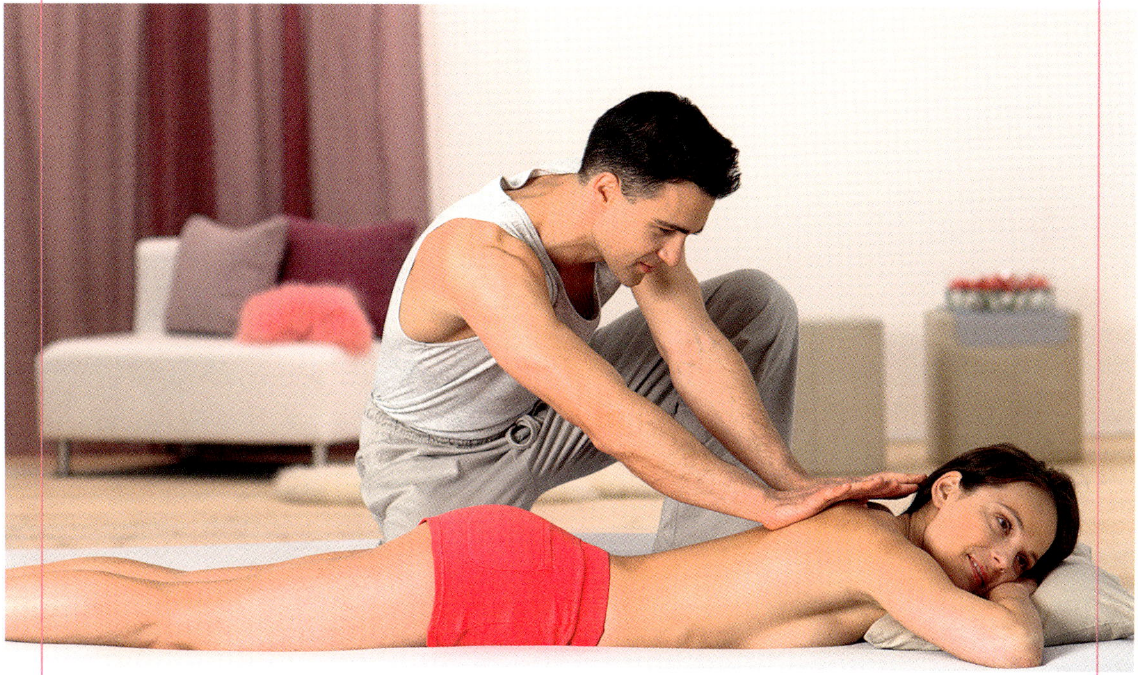

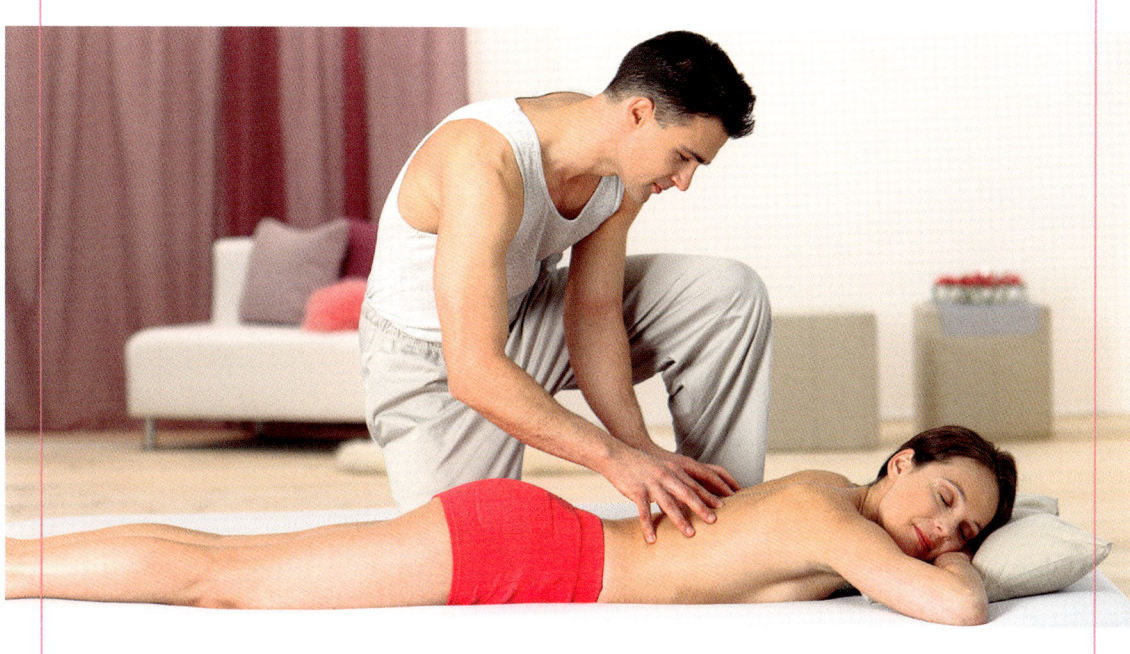

# Kleine Ohrenreflexzonen-Massage

### WAS ZEICHNET DIESE MASSAGE AUS?

Wie an den Füßen (siehe Seite 38) und Händen (siehe Seite 46) finden sich auch an den Ohren Reflexzonen, die den ganzen Körper und seine Organe widerspiegeln. Durch eine Ohrenreflexzonen-Massage können Sie deshalb in kürzester Zeit etwas für Ihr allgemeines Wohlbefinden tun.

### SO WIRD'S GEMACHT

Achten Sie bei der Ohrenreflexzonen-Massage besonders auf warme Hände, da sie mit kalten Fingern sehr unangenehm ist. Diese Massage lässt sich am einfachsten im Sitzen durchführen. Bei der Partnerbehandlung sitzen die Partner einander gegenüber.

**Zeitaufwand:** etwa 2 Minuten
**Selbstbehandlung:** ja
**Partnerbehandlung:** ja
**Massageöl:** ohne Öl
**Bitte beachten!** Vor der Massage Ohrringe ablegen
**Wirkungen:** beruhigend und harmonisierend, hilft bei Nervosität

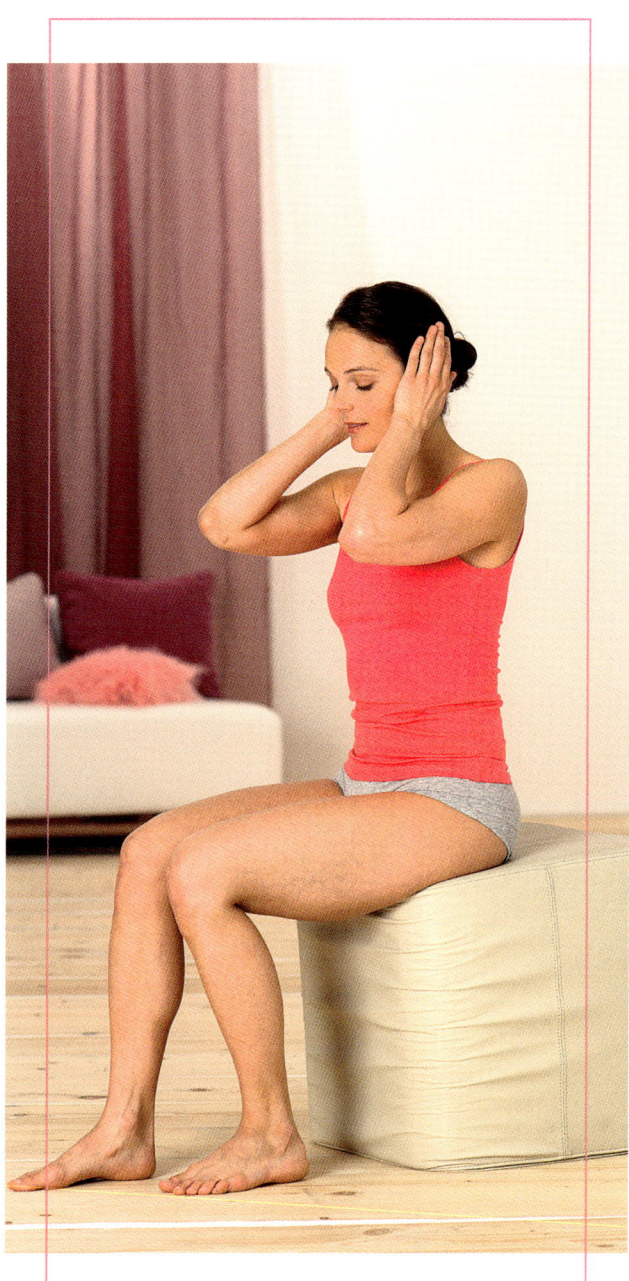

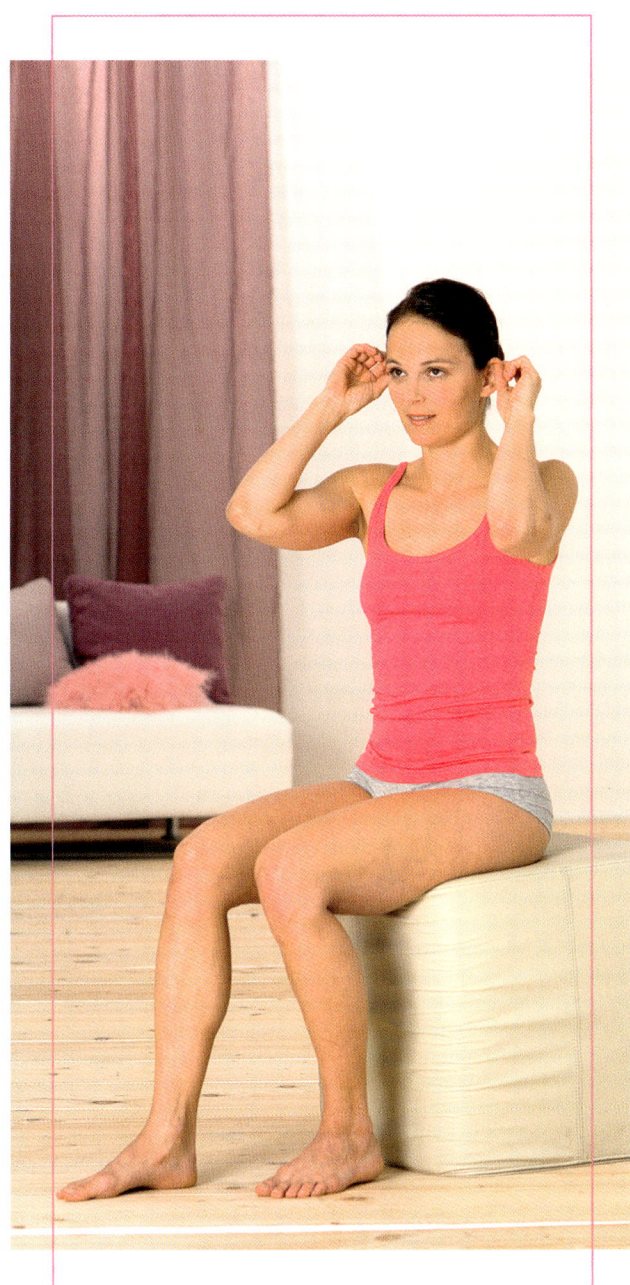

> Legen Sie zu Beginn der Massage Ihre Hand-
flächen auf die Ohrmuscheln, und lassen Sie sie
einen Moment lang ihre Wärme spüren. Achten
Sie darauf, den Gehörgang dabei nicht ganz abzu-
decken.

> Dann führen Sie mit den Händen kleine kreisende
Bewegungen aus, die die gesamte Ohrmuschel
sanft bewegen.

> Nehmen Sie als Nächstes die Ohrmuscheln am
oberen Rand zwischen die Spitzen von Daumen und
Zeigefingern, sodass die Zeigefinger hinter dem
Ohr liegen.

> Massieren Sie die gesamte Ohrmuschel, indem
Sie sie Stück für Stück drücken. Vergessen Sie
dabei auch den Rand der Ohrmuschel nicht, und
folgen Sie seiner Kontur bis zum Ohrläppchen.

> Im Anschluss streichen Sie mit den Spitzen Ihrer
Zeigefinger vom Gehörgang aus die Windungen
der Ohrmuschel bis an deren äußeren Rand aus.
Wiederholen Sie das 2- bis 3-mal.

> Zuletzt nehmen Sie wieder die Ohrmuscheln am
oberen Rand zwischen Daumen und Zeigefinger
und ziehen sie behutsam vom Gehörgang weg aus.
Lassen Sie dabei Ihre Finger sanft bis zur äußersten
Kante des Ohrs gleiten.

> Setzen Sie dann die Finger etwas tiefer neu an
und wiederholen Sie dieses »Ausziehen« der Ohrmuschel, bis Sie am Ohrläppchen angelangt sind.

# Sinnliche Sandelholz-Massage

### WAS ZEICHNET DIESE MASSAGE AUS?

In Asien wird ätherisches Sandelholzöl schon seit langer Zeit für sinnliche, anregende Massagen verwendet. Es hilft, Ängste und Anspannung loszulassen und sich ganz dem Erleben hinzugeben.

### SO WIRD'S GEMACHT

Bei dieser Massage darf sich der Massierte bequem auf dem Bauch ausstrecken, damit Sie Rücken und Po massieren können.

**Zeitaufwand:** etwa 4 Minuten
**Selbstbehandlung:** nein
**Partnerbehandlung:** ja
**Massageöl:** 2 Esslöffel Jojobaöl mit 3 Tropfen ätherischem Sandelholzöl mischen, Allergietest (Seite 21)
**Bitte beachten!** Nicht in der Schwangerschaft oder bei Nierenentzündung!
**Sonstiges:** Öl ganz einmassieren
**Wirkungen:** sinnlich und erotisierend, hilft beim Loslassen, löst Spannungen im Lendenbereich

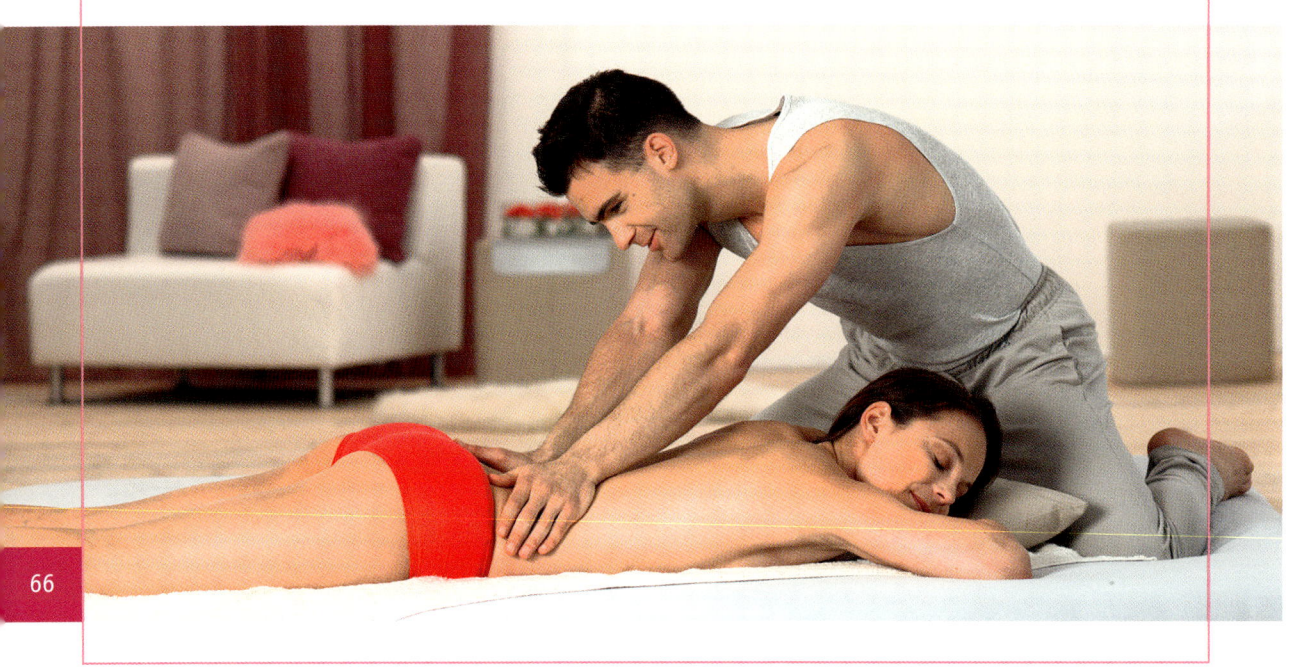

> Knien Sie mit leicht geöffneten Knien vor dem Kopf Ihres Partners, sodass Sie sich weit über seinen Rücken beugen können.

> Geben Sie das Massageöl in Ihre Hände, und legen Sie Ihre Hände flach im Nacken Ihres Partners auf seine Haut.

> Streichen Sie dann in einer langen, weichen Bewegung entlang der Wirbelsäule bis zum Po, so weit Sie kommen. Lassen Sie Ihre Hände dort auseinandergleiten und führen Sie sie entlang der Körperseiten zurück bis zum Nacken. Wiederholen Sie dieses Streichen einige Male.

> Wieder im Nacken angekommen, drehen Sie Ihre Hände leicht nach außen, sodass die Fingerspitzen zu den Körperseiten zeigen.

> Lassen Sie Ihre Hände nun mit leichtem Druck in sanften Bögen zu den Körperseiten auseinander gleiten, und führen Sie sie ohne Druck in einem Kreis wieder zur Körpermitte zurück.

> Massieren Sie so von den Schultern bis zum Po, und passen Sie Ihre Bewegungen dem Atem des Massierten an: Wenn er ausatmet, gleiten Ihre Hände mit Druck auseinander, beim Einatmen kehren Sie ohne Druck zur Körpermitte zurück.

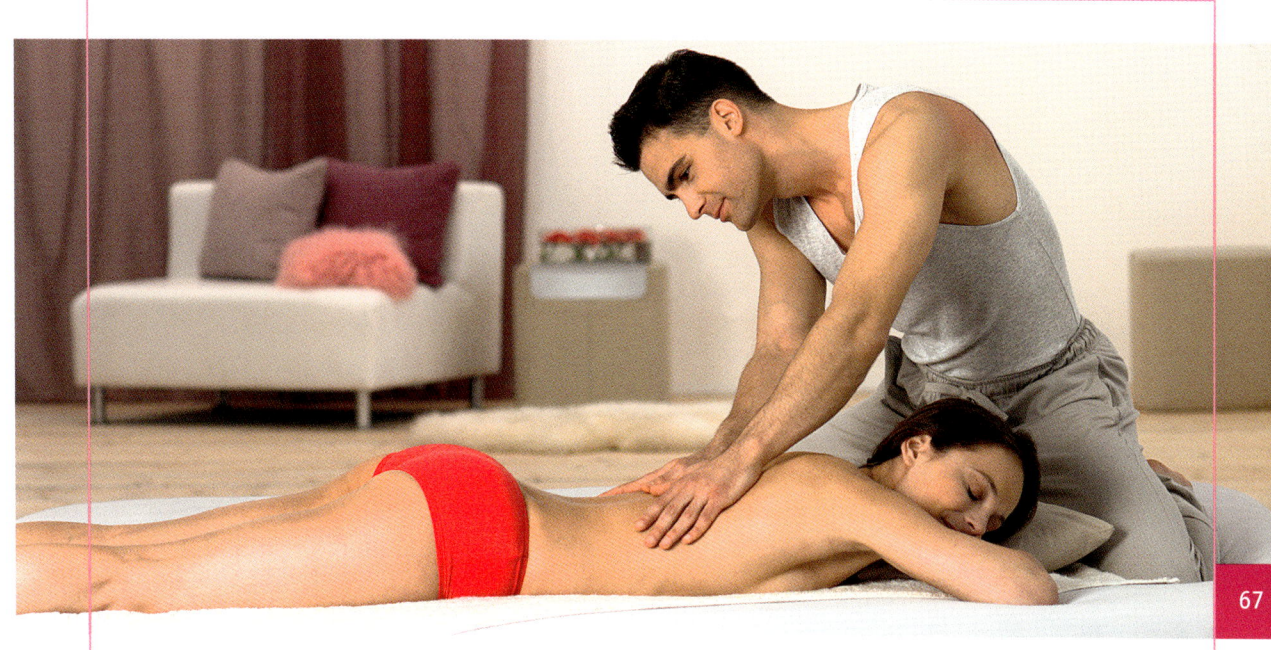

# Beauty-Gesichts-Massage

### WAS ZEICHNET DIESE MASSAGE AUS?

Freude, Ärger oder Traurigkeit hinterlassen im Laufe der Zeit viele Spuren in unserem Gesicht. Eine regelmäßige Beauty-Gesichtsmassage kann die Zeichen der Zeit zwar nicht löschen, aber mildern und Ihrem Gesicht eine entspannte, gelöste Ausstrahlung verleihen.

### SO WIRD'S GEMACHT

> Streichen Sie das Gesicht zu Beginn der Massage mit geschlossenen Fingern mit den Fingerkuppen aus: von der Mitte der Stirn zuerst entlang des Haaransatzes (Foto Seite 69 links), dann über die Augenbrauen zu den Schläfen, dann von der Nasenwurzel über die geschlossenen Augenlider zu den Schläfen, über die Wangenknochen zu den Ohren, von den Nasenflügeln unterhalb der Wangenknochen zu den Ohren, und zuletzt über die Oberlippe, die Unterlippe und vom Kinn aus über den Unterkiefer zu den Ohren.

> Setzen Sie jetzt Ihre Fingerspitzen zwischen den Augenbrauen an und massieren Sie in kleinen, kreisenden Bewegungen nach oben und außen bis zum Haaransatz. Setzen Sie dabei immer etwas weiter außen über den Augenbrauen neu an und massieren Sie auf diese Weise bis zu den Schläfen.

> Setzen Sie Daumen und Zeigefinger jeweils am inneren Rand der Augenbrauen an und kneifen Sie die Augenbrauen leicht zwischen den Fingerspitzen. Folgen Sie auf diese Weise den Augenbrauen bis zu ihrem äußeren Rand.

> Legen Sie Ihre gestreckten Zeigefinger so nebeneinander auf die Mitte der Stirn, dass sie in entgegengesetzte Richtungen zeigen. Schieben Sie sie nun im Zick-Zack gegeneinander und ziehen Sie sie wieder mit sanftem Druck auseinander (Foto Seite 69 rechts). Wandern Sie auf diese Weise einige Male zwischen Nasenwurzel und Haaransatz auf und ab .

**Zeitaufwand:** etwa 4 Minuten
**Selbstbehandlung:** ja
**Partnerbehandlung:** ja
**Massageöl:** ohne oder mit sehr wenig Öl massieren, im Gesicht ausschließlich Basisöl wie z. B. 1 Teelöffel Mandelöl verwenden!
**Wirkungen:** entspannend, löst Verkrampfungen

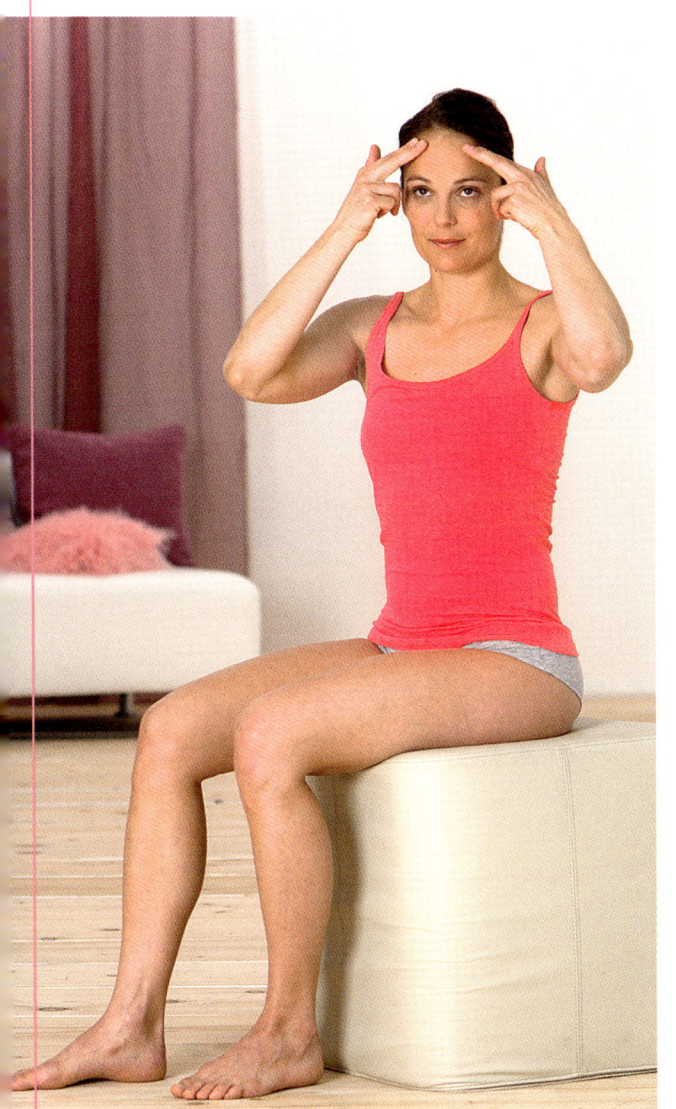

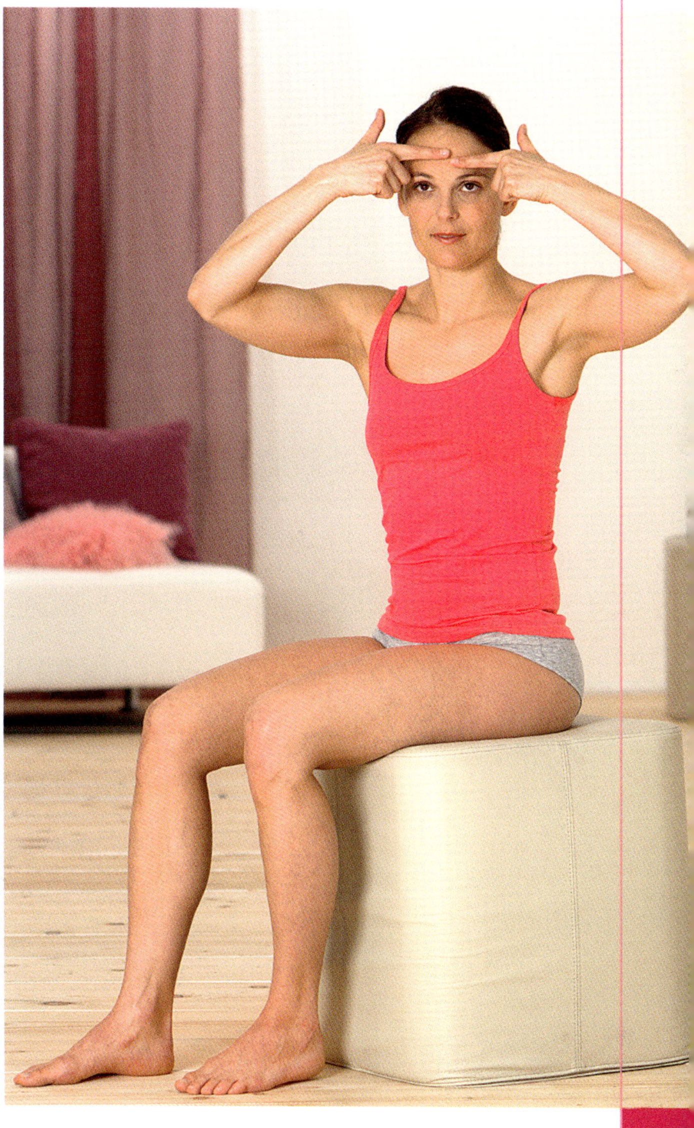

> Als Nächstes streichen Sie den Bereich zwischen Nasenflügeln und Mundwinkeln aus: Setzen Sie die Spitzen Ihrer Zeigefinger an den Nasenflügeln auf, und streichen Sie mit leichtem Druck ein kleines Stück zu den Wangen hin. Wiederholen Sie die Bewegung immer ein kleines Stückchen tiefer bis zu den Mundwinkeln.

> Anschließend legen Sie die Spitzen Ihrer Zeigefinger zwischen Oberlippe und Nase zusammen. Üben Sie nur sanften Druck aus, und streichen Sie mit den Fingerspitzen nach außen zu den Mundwinkeln hin (Foto Seite 71 links). Ziehen Sie die Mundwinkel dabei zu einem leichten Lächeln in die Höhe.

> Wiederholen Sie diese Bewegung an der Unterlippe: Legen Sie Ihre Fingerspitzen im Grübchen unter der Unterlippe zusammen und streichen Sie mit sanftem Druck nach außen und oben zu den Mundwinkeln hin.

> Nun setzen Sie Ihre Fingerspitzen unterhalb des inneren Augenwinkels am oberen Rand des Wangenknochens an. Machen Sie ganz leichte, kleine Klopfbewegungen, und lassen Sie Ihre Fingerspitzen dabei entlang des Wangenknochens bis zum äuße-

ren Augenwinkel wandern. Die Bewegung sollte nicht wirklich als Klopfen zu spüren sein, sondern nur die Haut und das darunterliegende Gewebe in sanfte Vibrationen versetzen.

> Massieren Sie auf diese Weise in parallelen Bahnen die gesamten Wangen mit federleichtem Klopfen.

> Zuletzt massieren Sie das Kinn und den Kiefer: Drücken Sie zwischen Zeigefinger und Daumen von der Mitte des Kinns aus entlang der Kante des Unterkiefers bis zum Kiefergelenk .

> Zum Abschluss massieren Sie mit den Fingerspitzen in Kreisbewegungen den Bereich des Kiefergelenks (Foto Seite 71 rechts).

### Info

Natürlich lassen sich alle hier beschriebenen Massagetechniken auch bei der täglichen Gesichtspflege einsetzen. Gerade vor dem Zubettgehen helfen die Griffe in Kombination mit einer nährenden Nachtcreme dabei, vorhandene Anspannungen im Bereich von Stirn, Augen und Kiefer zu lösen. Die Durchblutung der Gesichtshaut wird dadurch verbessert, was dann auch dem Teint zugute kommt.

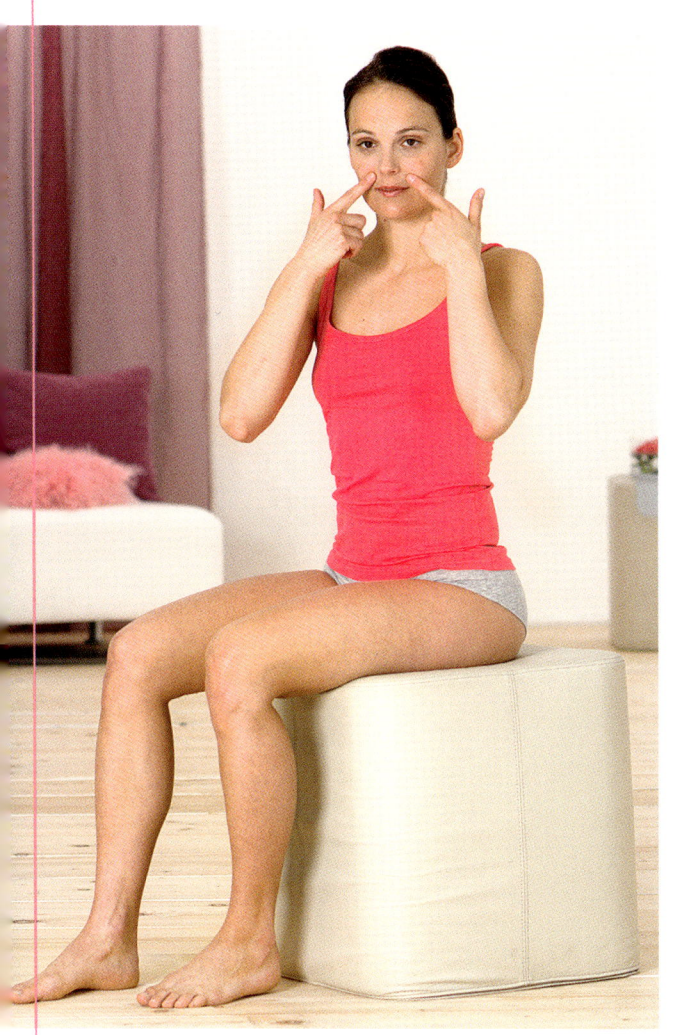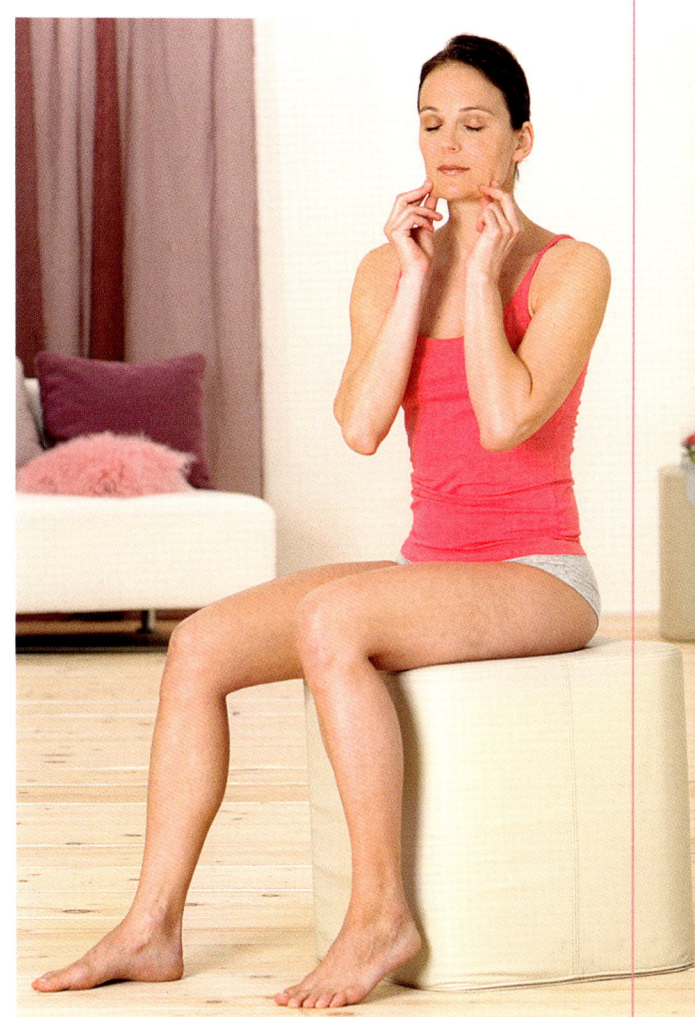

# Chakra-Massage-Quickies

### WAS ZEICHNET DIESE MASSAGE AUS?

Die Lehre von den Chakras kommt aus Indien und beruht auf der Vorstellung, dass der menschliche Körper von feinstofflichen Energien durchdrungen ist, welche die Grundlage für seine Lebendigkeit und Gesundheit bilden. Der Begriff *Chakra* stammt aus dem Sanskrit und bedeutet so viel wie *Wirbel* oder *Rad*. Chakras sind Energiezentren im Körper, die verschiedene Organe und Körperbereiche mit Energien versorgen. Sie wirken aber nicht nur auf körperlicher Ebene, auch Gefühle und geistige Prozesse werden von der Funktion der Chakras be-einflusst.

Die Chakra-Massage ist eine reine Energiemassage und kommt ganz ohne Reiben, Drücken oder Kneten aus. Sie ähnelt vielmehr einer Meditation, bei der bewusst die Funktion eines bestimmten Chakras angeregt wird. Von den vielen Chakras, die in den ursprünglichen indischen Lehren be-schrieben werden, werden bei der Chakra-Massage nur die sieben Haupt-Chakras berücksichtigt, da sie die wichtigsten Energiezentren sind und ihre Wirkung alle Bereiche von Körper, Seele und Geist umfasst.

Die sieben Haupt-Chakras liegen auf einer Reihe vom Schambein bis zum Scheitel entlang der

**Zeitaufwand:** 3–5 Minuten
**Selbstbehandlung:** ja
**Partnerbehandlung:** ja
**Massageöl:** ohne Massageöl
**Wirkungen:** je nach behandeltem Chakra, allgemein harmonisierend und tonisierend

Mittelachse des Körpers aufgereiht. Jedes dieser Chakras hat seinen eigenen Wirkungsbereich:

> Das erste Chakra am Beckenboden versorgt die Ausscheidungsorgane und die Knochen mit Energie und verleiht Lebenswillen, Ausdauer und Urver-trauen.

> Das zweite Chakra am Kreuzbein versorgt die Geschlechtsorgane und den Beckenraum. Es ist außerdem die Quelle von Kreativität und Lebens-freude.

> Das dritte Chakra auf Höhe des Magens speist Magen, Leber, Milz, Gallenblase und das vegetative Nervensystem mit Energie, es schenkt Selbstver-trauen und Durchsetzungsvermögen und sorgt für Emotionalität.

> Das vierte Chakra auf Höhe des Herzens versorgt den gesamten Brustkorb und insbesondere das Herz und verleiht die Fähigkeit zu Liebe und Mit-gefühl.

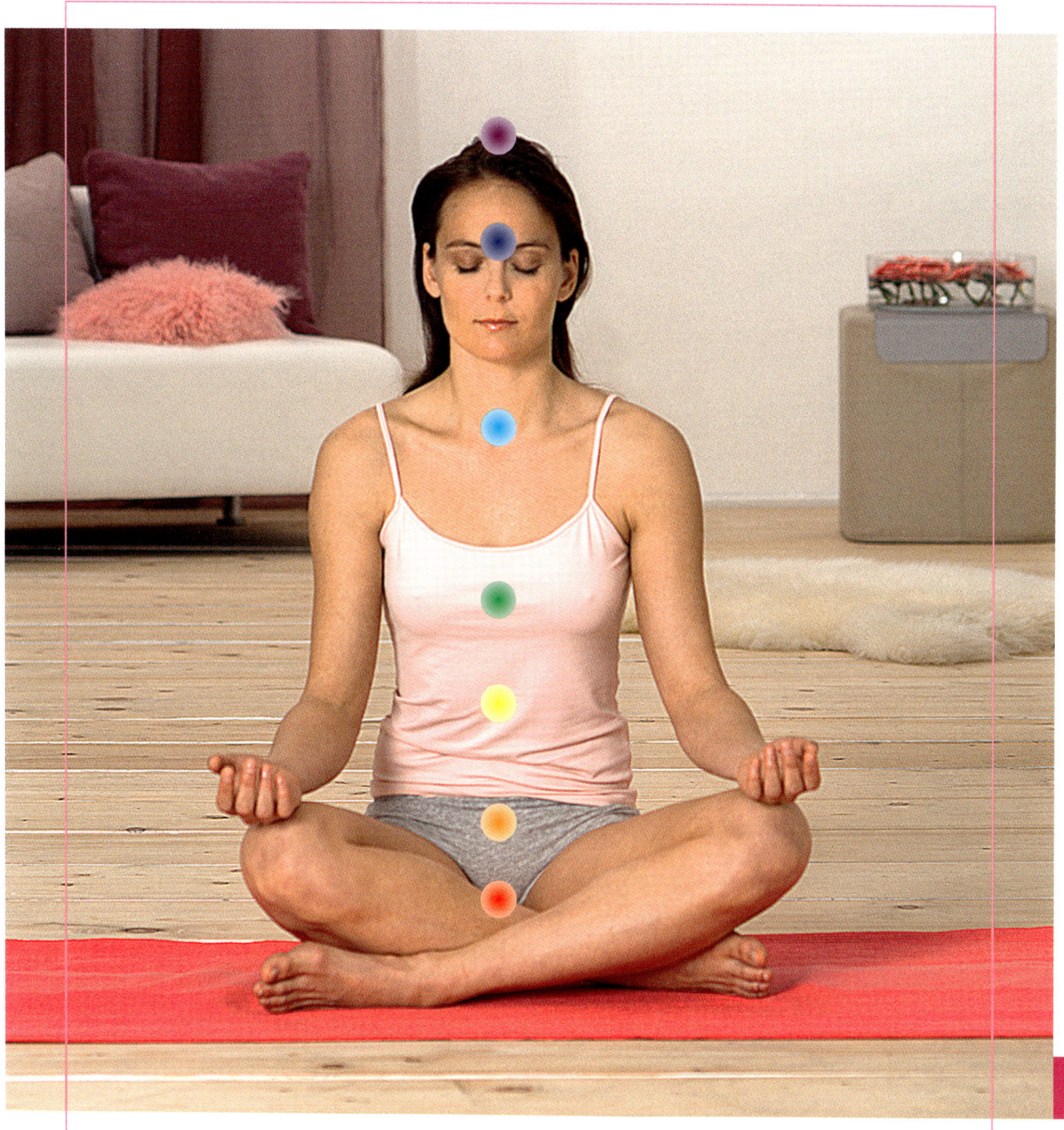

> Das fünfte Chakra am Kehlkopf verleiht dem Hals, der Schilddrüse und den Stimmbändern Energie und ist das Zentrum der Kommunikationsfähigkeit.

> Das sechste Chakra zwischen den Augenbrauen versorgt den Gesichtssinn, Augen, Ohren und Nase, sowie das Hormonsystem und verleiht Intuition und Erkenntnisfähigkeit.

> Das siebte Chakra am Scheitel ist das höchste Chakra. Es ist der Energiequell für das zentrale Nervensystem und wirkt sich auf den Organismus in seiner Gesamtheit aus, es ist das Zentrum der Spiritualität.

Bei der Chakra-Massage wählen Sie das Chakra aus, dessen Einflussbereich Sie gerne stärken möchten. Nehmen Sie sich vor der Massage kurz Zeit, um zur Ruhe zu kommen und den Alltag auszublenden. Die Chakra-Massage ist sowohl im Sitzen als auch im Stehen möglich.

### SO WIRD'S GEMACHT

> Beginnen Sie die Massage, indem Sie Ihre Hände sensibilisieren: Reiben Sie Ihre Handflächen in Kreisen gegeneinander. Dann ziehen Sie die Hände langsam ein kleines Stückchen auseinander und spüren der Wärme nach, die sie ausstrahlen.

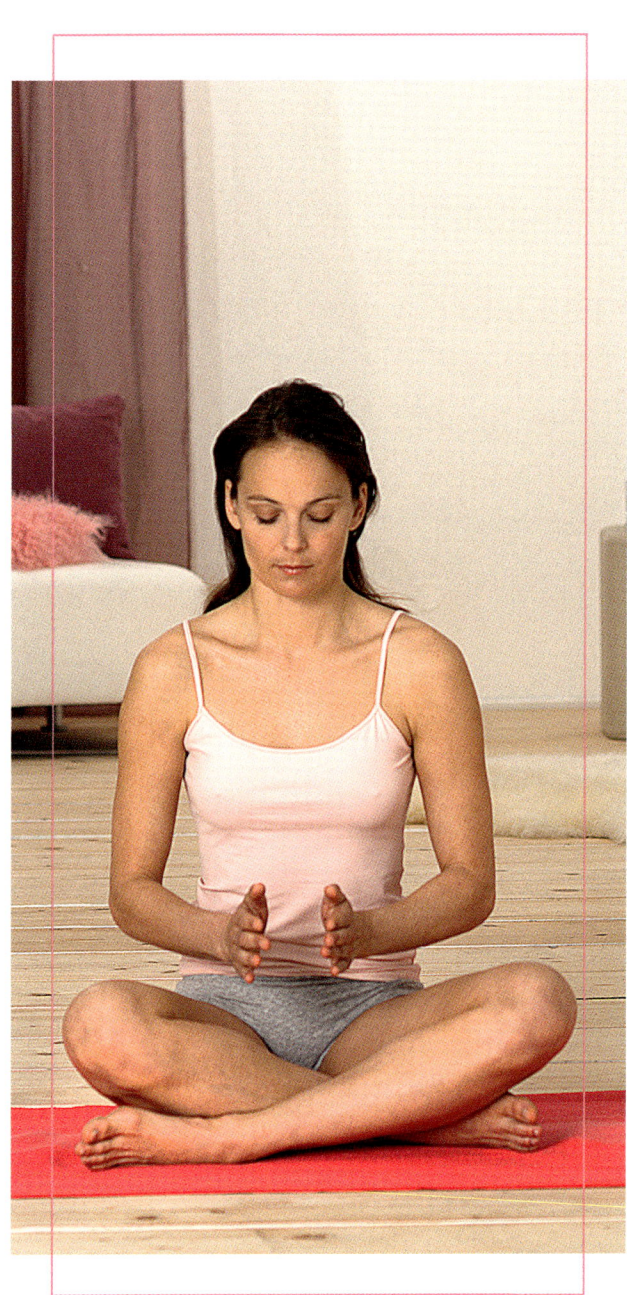

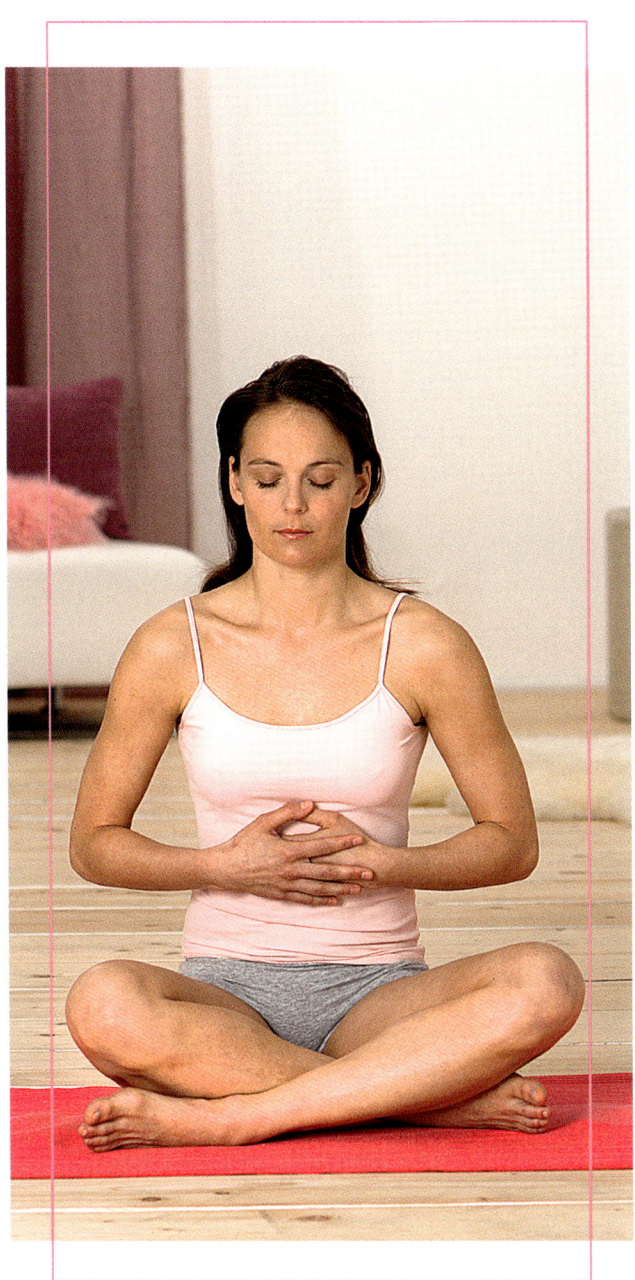

> Legen Sie nun die Hände flach auf das Chakra, das Sie massieren möchten. Die rechte Hand liegt über der linken Hand. Halten Sie die Hände ganz locker und entspannt, schließen Sie die Augen und versenken Sie sich in den Bereich Ihres Körpers, auf dem Ihre Hände liegen.

> Stellen Sie sich dann vor, wie Sie bei jedem Einatmen Energie mit dem Atem aufnehmen, und wie diese Energie in den Bereich unter Ihren Händen fließt.

> Stellen Sie sich weiter vor, wie eine farbige Sonne in diesem Bereich zu leuchten beginnt: Beim ersten Chakra leuchtet die Sonne rot, beim zweiten Chakra orange, beim dritten Chakra gelb, beim vierten Chakra grün, beim fünften Chakra hellblau, beim sechsten Chakra intensiv dunkelblau und beim siebten Chakra strahlend weiß.

> Stellen Sie sich zuletzt vor, wie die Energie dieser farbigen Sonne den dazugehörigen Körperbereich durchströmt und mit neuer Energie erfüllt. Atmen Sie weiter bewusst in diesen Bereich hinein, und spüren Sie, wie die wärmende Ausstrahlung Ihrer Hände die energetisierende Wirkung des farbigen Lichts unterstützt. Ihr ganzes Bewusstsein ist nun von Licht, Wärme und Wohlbefinden erfüllt.

> Danach lösen Sie sich langsam wieder aus der Versenkung. Atmen Sie noch einige Male bewusst tief durch, und öffnen Sie dann die Augen.

# Mini-Massage für müde Füße

### WAS ZEICHNET DIESE MASSAGE AUS?

Mit dieser Mini-Massage werden müde Füße im Nu wieder munter: Sie ist nach einem langen Arbeitstag ebenso angenehm wie nach einer Bergwanderung. Das Massageöl unterstützt die belebende Wirkung der Massage zusätzlich.

### SO WIRD'S GEMACHT

Die Selbstbehandlung lässt sich am einfachsten im Sitzen durchführen, bei der Partnerbehandlung kann sich der Massierte auch auf den Rücken legen.

> Duschen Sie die Füße vor der Massage 3-mal im Wechsel heiß und kalt ab – der letzte Guss sollte mit kaltem Wasser erfolgen.

> Geben Sie die Hälfte des Massageöls in Ihre Hände und verreiben Sie es. Nehmen Sie zuerst den rechten Fuß und streichen Sie ihn zwischen Ihren Händen aus.

> Dann stützen Sie den Fuß mit einer Hand am Knöchel und legen die andere Hand flach auf die Fußsohle. Schieben Sie Ihre Finger zwischen die Zehen, und drücken Sie den Fuß nach oben, sodass die Zehen in Richtung Knie zeigen.

**Zeitaufwand:** etwa 5 Minuten
**Selbstbehandlung:** ja
**Partnerbehandlung:** ja
**Massageöl:** 1 Esslöffel Jojobaöl mit 1 Tropfen ätherischem Minzöl und 1 Tropfen ätherischem Zitronenöl mischen, Allergietest machen (Seite 21)!
**Sonstiges:** Füße vor der Massage abwechselnd heiß und kalt abbrausen
**Wirkungen:** belebend und harmonisierend, lindert Schmerzen in den Füßen

> Halten Sie diese Dehnung einen Moment lang. Dann ziehen Sie den Fuß in die entgegengesetzte Richtung, bis er möglichst weit gestreckt ist. Wiederholen Sie diese Bewegung 3-mal.

> Lassen Sie den Fuß dann in dieser Haltung im Knöchel kreisen – 3-mal in die eine und 3-mal in die andere Richtung.

> Zuletzt nehmen Sie den Fuß so zwischen die Hände, dass Ihre Daumen auf der Fußsohle liegen.

> Streichen Sie mit den Daumen im Wechsel in geraden Bahnen von den Zehen bis zur Ferse. Wandern Sie über den gesamten Fuß, auch über die Außenkanten.

> Wiederholen Sie die Massage am linken Fuß.

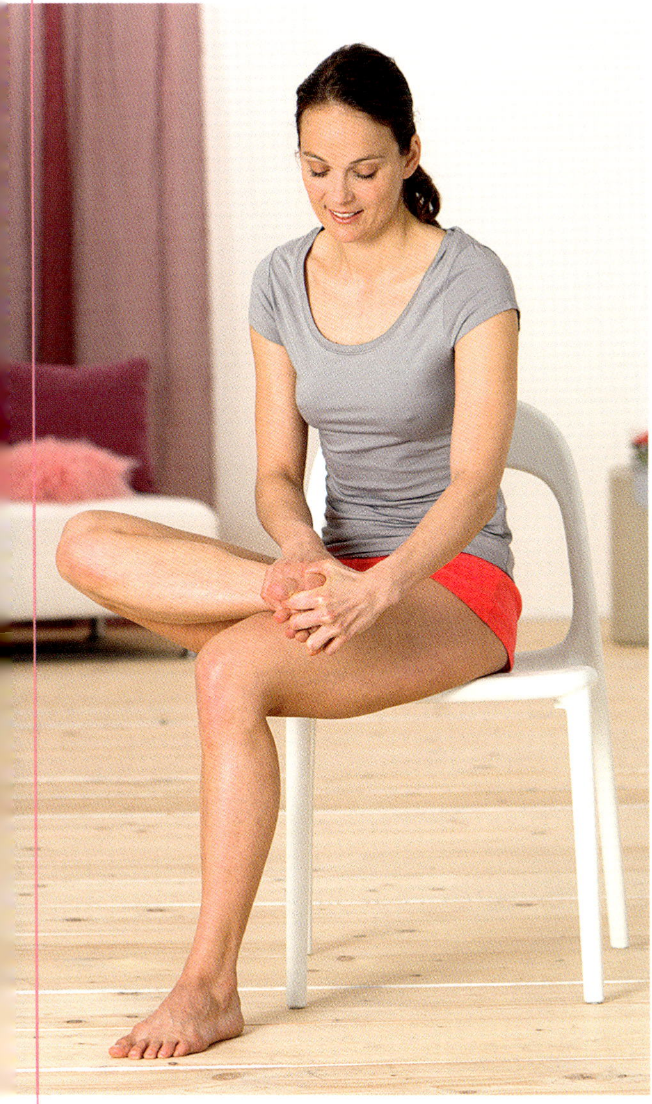

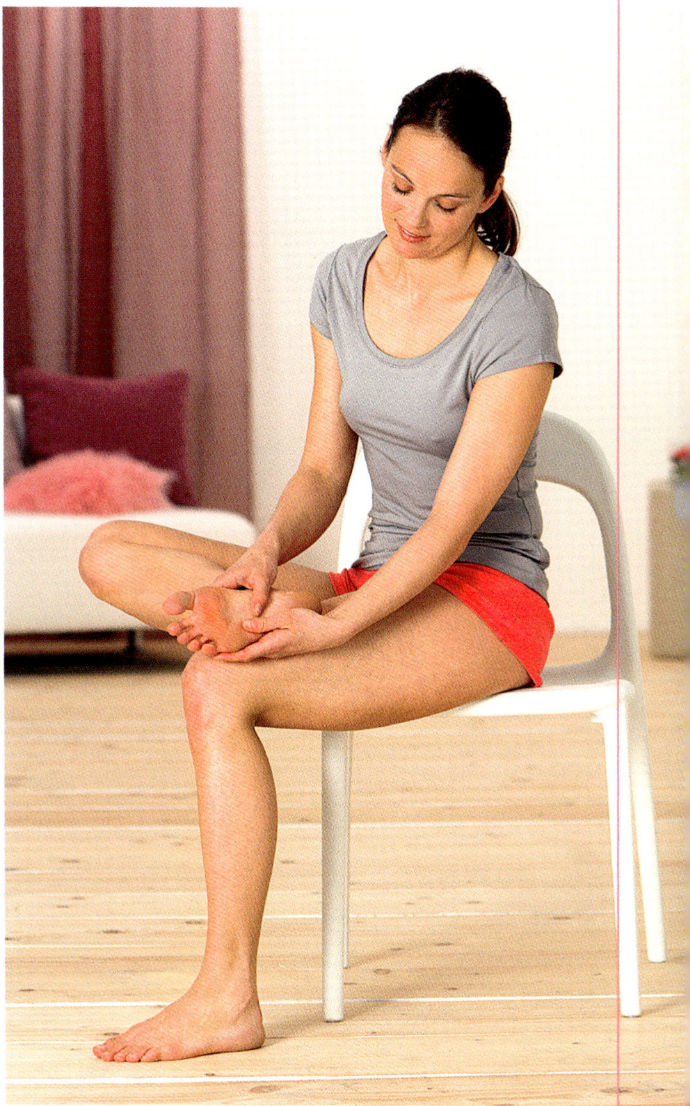

# Entspannende Nackenmassage

## WAS ZEICHNET DIESE MASSAGE AUS?

Obwohl sie so kurz ist, ist diese Massage eine wahre Wohltat, denn wer leidet nicht gelegentlich unter schmerzhaften Verspannungen im Nacken? Regelmäßige kleine Massagen können diesen Verspannungen wirkungsvoll vorbeugen.

## SO WIRD'S GEMACHT

Diese Massage können Sie sowohl ohne als auch mit wenig Öl durchführen. Massieren Sie im Sitzen, und achten Sie darauf, Rücken und Kopf locker aufgerichtet zu halten. Falls Sie Öl verwenden, verstreichen Sie es zu Beginn der Massage mit einigen wenigen Bewegungen im Nacken.

> Bei der Partnerbehandlung beginnen Sie die Massage, indem Sie Ihre Hände dicht neben dem Hals auf die Schultern des Massierten legen und mit den Daumenkuppen in kleinen, kreisenden Bewegungen von unten nach oben die Muskeln links und rechts der Wirbelsäule massieren.

> Massieren Sie auf diese Weise mehrmals vom Schulteransatz bis zur Kante des Schädelknochens.

**Zeitaufwand:** etwa 3 Minuten
**Selbstbehandlung:** ja
**Partnerbehandlung:** ja
**Massageöl:** ohne oder mit wenig Öl, z. B. 1 Teelöffel Mandelöl mit 1 Tropfen ätherischem Lavendelöl mischen, Allergietest machen (Seite 21)!
**Wirkungen:** beruhigend und harmonisierend, löst Schulter- und Nackenschmerzen

> Bei der Selbstbehandlung führen Sie dieses Kreisen statt mit den Daumen mit den Kuppen von Zeige- und Mittelfinger aus.

> Als Nächstes legen Sie eine Hand mit geschlossenen Fingern quer über den Nacken und kneten ihn zwischen Ihren Fingern und dem Handballen. Wandern Sie dabei langsam auf und ab, um den gesamten Nacken in die Massage einzubeziehen.

> Zuletzt streichen Sie den Nacken mit den Fingerspitzen mehrmals von der Schädelbasis bis zu den Schultern aus. Beginnen Sie die Bewegung kräftig, und lassen Sie sie mit jedem Mal zarter werden.

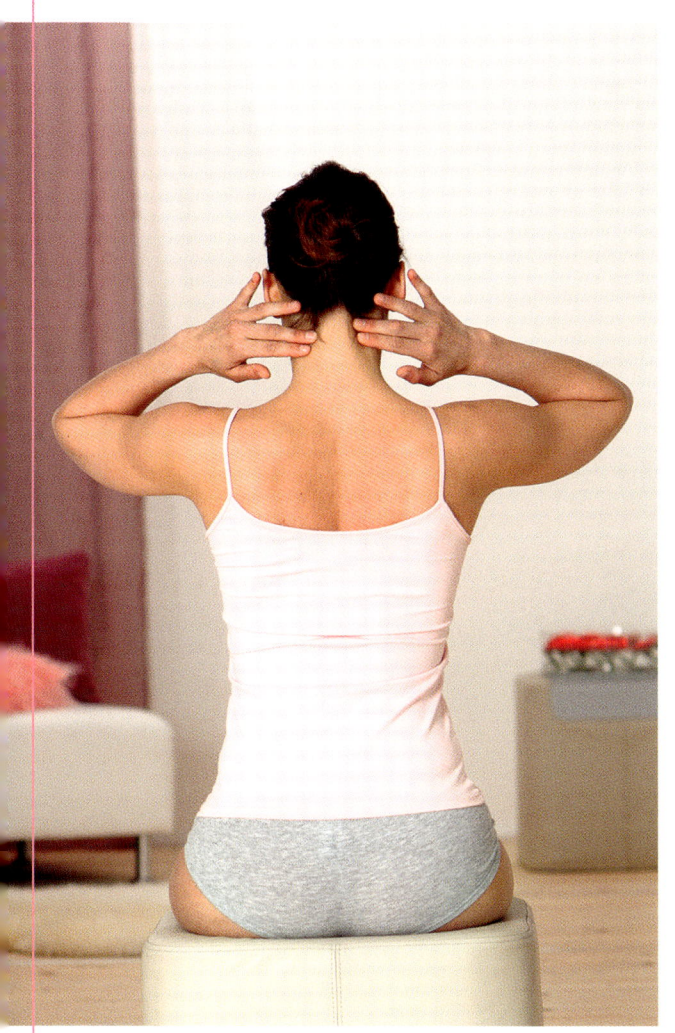
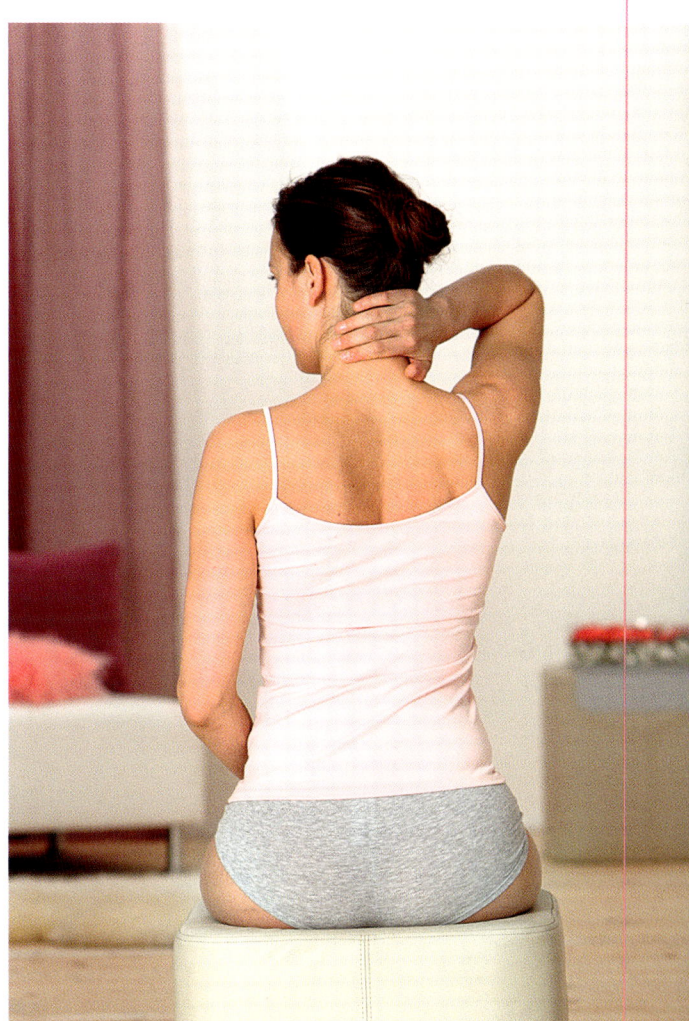

# Warme Mandelöl-Massage

## WAS ZEICHNET DIESE MASSAGE AUS?

Die Wärme des Öls auf der Haut macht diese Massage zu einem ganz besonderen Erlebnis. Gleichzeitig ist sie ideal bei trockener, strapazierter Haut, die durch die wertvollen Inhaltsstoffe des Mandelöls schnell wieder streichelzart gepflegt wird.

## SO WIRD'S GEMACHT

Legen Sie bei dieser Massage auf jeden Fall ein großes Handtuch unter, um Ölflecken zu vermeiden. Nach der Massage den Massierten in ein flauschiges Handtuch hüllen und nachruhen lassen, damit alles Öl einziehen kann! Diese Massage können Sie im Sitzen (Selbstbehandlung) oder im Liegen (Partnerbehandlung) durchführen.

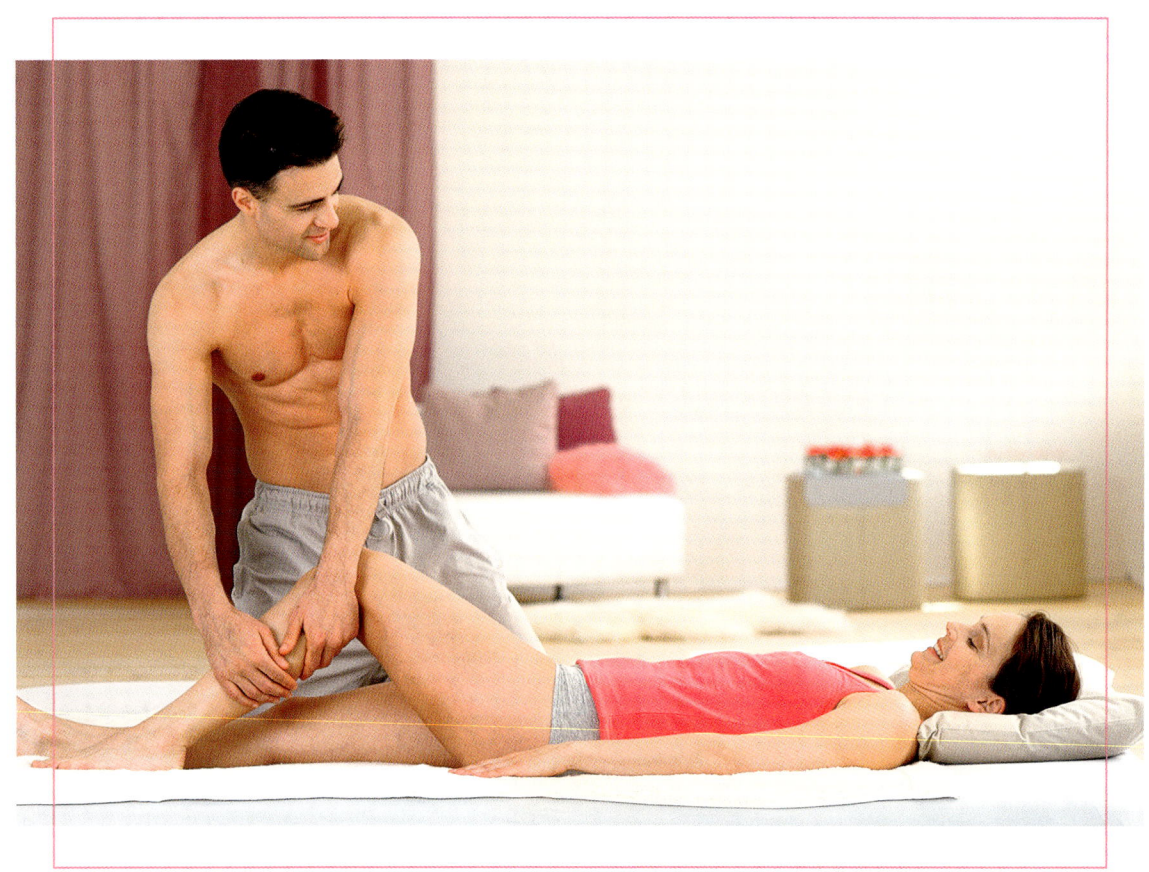

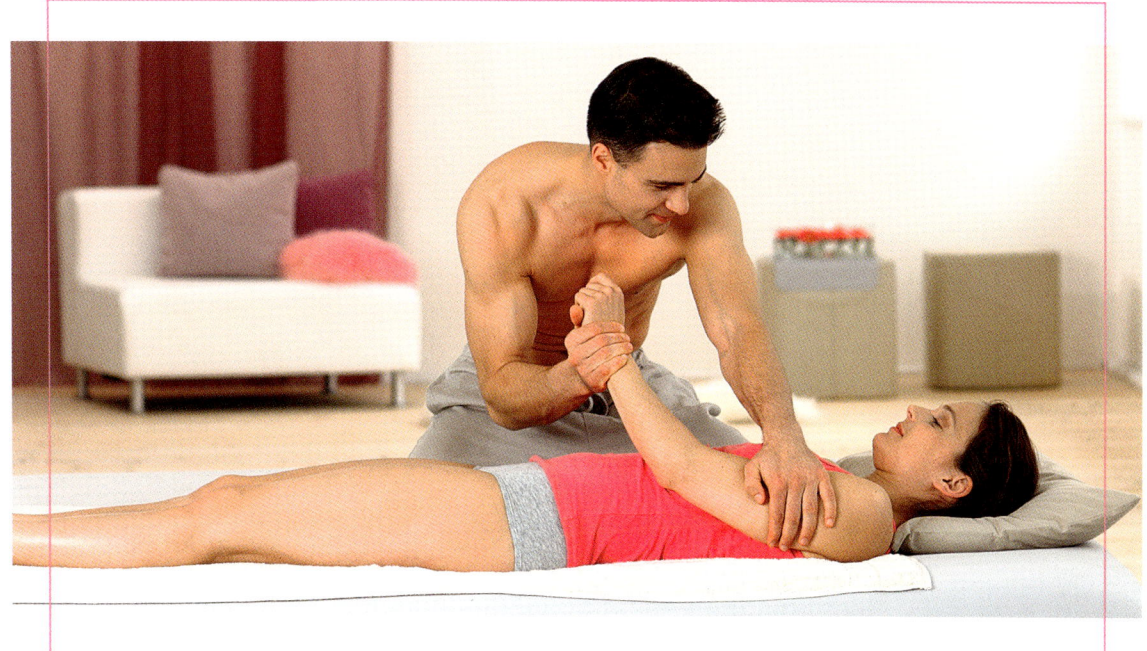

> Geben Sie zuerst immer etwas erwärmtes Öl in Ihre Handfläche, um die Temperatur zu kontrollieren. Verteilen Sie das Öl zwischen Ihren Händen und tragen es mit langsamem Streichen auf die Beine auf.

> Dann massieren Sie mit den Handflächen in großen, kreisenden Bewegungen einige Male vom Knöchel bis zum Knie über die Haut.

> Als Nächstes geben Sie jeweils in eine Handfläche großzügig Öl und verstreichen es mit langen, geraden Bewegungen vom Handgelenk bis zur Schulter des gegenüberliegenden Armes.

> Umfassen Sie dann den Arm am Handgelenk und streichen Sie in kreisenden Bewegungen bis zur Schulter. Zuletzt geben Sie Öl in Ihre Hände und tragen es mit flachen Händen kreisend auf Hals und Schultern auf. Wer mag, kann auch die Brust und den Bauch in die Massage mit einbeziehen.

**Zeitaufwand:** etwa 10 Minuten
**Selbstbehandlung:** ja
**Partnerbehandlung:** ja
**Massageöl:** 4 Esslöffel Mandelöl im Wasserbad auf Wohlfühl-Temperatur erwärmen
**Sonstiges:** Öl ganz einziehen lassen oder abduschen
**Wirkungen:** beruhigend und harmonisierend, hilft beim Entspannen, pflegt trockene Haut

# Shiatsu-Quickie

### WAS ZEICHNET DIESE MASSAGE AUS?

Die aus Japan stammende Shiatsu-Massage beruht wie die Akupressur (siehe Seite 84) auf der Erkenntnis, dass der ganze Körper von Energiebahnen durchzogen ist. Beim Shiatsu werden diese mit den Handballen und teils sogar mit Ellbogen oder Knie massiert, um den Energiefluss anzuregen.

### SO WIRD'S GEMACHT

Bei diesem Shiatsu-Quickie legt sich der Massierte auf den Bauch. Der Kopf wird mit einem flachen

Kissen gestützt, die Arme liegen gestreckt neben dem Körper.

> Knien Sie sich neben seinen Rücken, und legen Sie Ihre Hände nebeneinander flach quer zur Wirbelsäule auf die Mitte des Rückens.

> Dehnen Sie sanft die Wirbelsäule, indem Sie gleichzeitig mit der einen Hand zum Nacken und mit der anderen Hand zum Po streichen. Achten Sie darauf, nur mit Ihren Handballen und Fingern leichten Druck auszuüben und die Wirbelsäule nicht direkt zu belasten.

> Danach knien Sie sich neben den Kopf Ihres Partners und legen Sie Ihre Hände oberhalb seiner

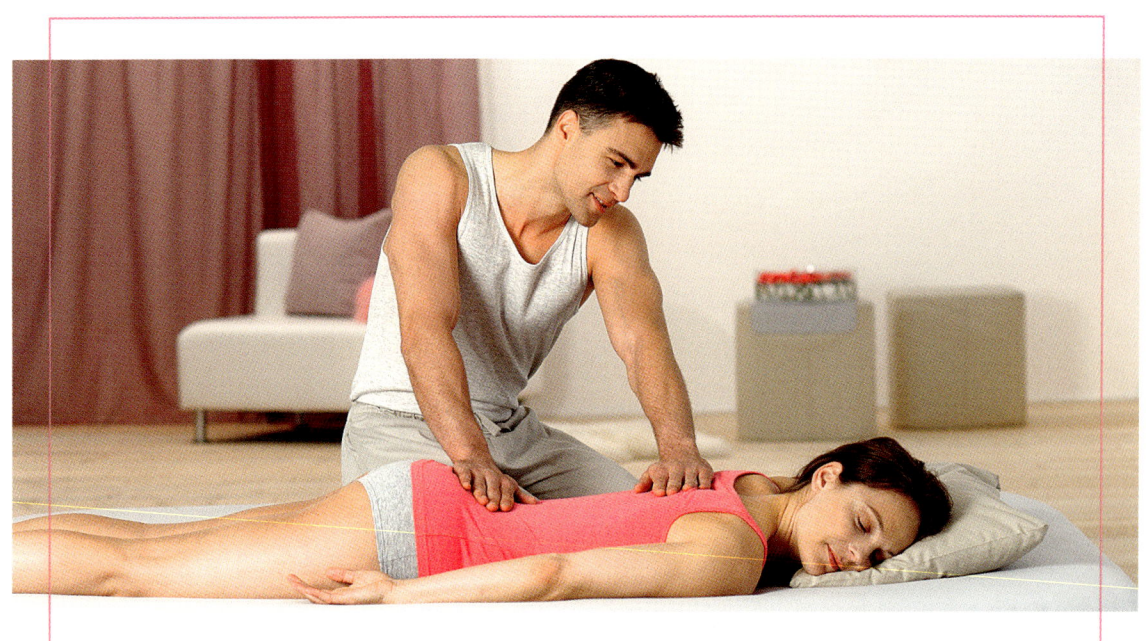

Schulterblätter flach links und rechts neben die Wirbelsäule.

> Streichen Sie nun jeweils mit dem Handballen der einen Hand parallel zur Wirbelsäule in Richtung Po, so weit Sie kommen, setzen Sie dort ab und legen Sie die Hand wieder in die Ausgangsposition.

> Wiederholen Sie dies 3-mal auf jeder Seite.

> Knien Sie sich nun neben den unteren Rücken Ihres Partners. Legen Sie Ihre rechte Hand als Stütze flach auf sein linkes Schultergelenk und streichen mit dem linken Handballen 3-mal vom Ellbogen bis zum Schultergelenk die Rückseite des Armes aus.

**Zeitaufwand:** etwa 3 Minuten
**Selbstbehandlung:** nein
**Partnerbehandlung:** ja
**Massageöl:** ohne Öl
**Wirkungen:** weckt neue Energie, unterstützt das Immunsystem, kann Rückenschmerzen lindern

> Dann wechseln Sie zur anderen Seite, stützen mit der linken Hand das rechte Schultergelenk und streichen mit Ihrem rechten Handballen die Rückseite des rechten Armes aus.

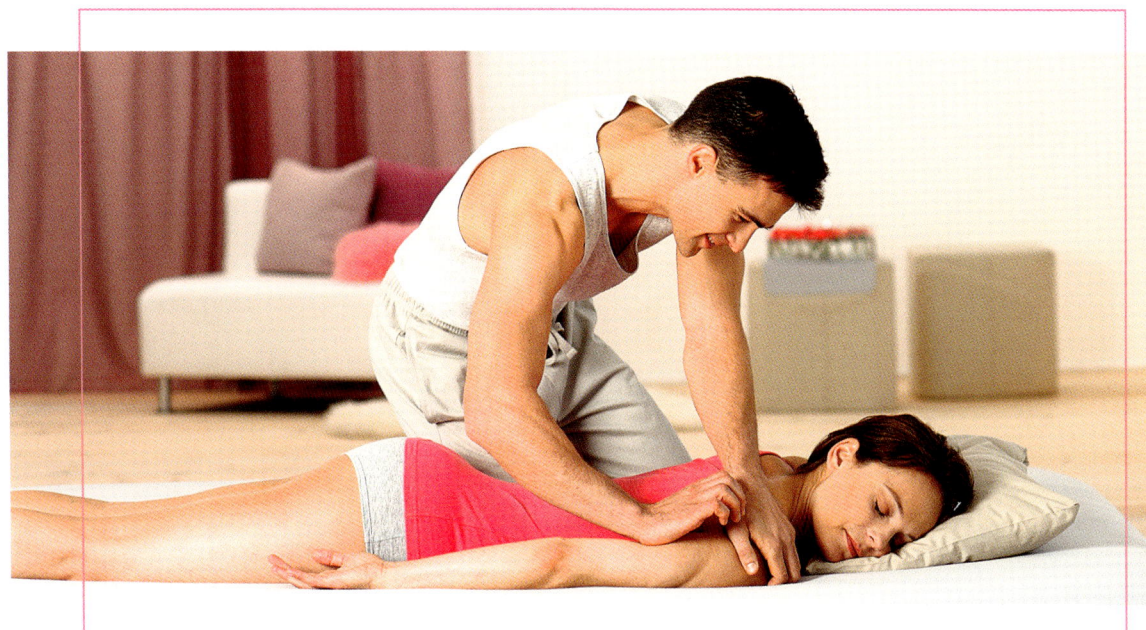

# Akupressur-Quickies

### WAS ZEICHNET DIESE MASSAGE AUS?

Die Akupressur ist eine jahrtausendealte Massagetechnik aus China, die nachweislich eine Vielzahl
von verschiedenen Beschwerden lindern kann. Dabei werden genau festgelegte Punkte auf dem Körper mit der Fingerspitze oder dem Daumen zwischen 30 und 90 Sekunden lang gedrückt – bei sehr
empfindlichen Menschen, Kindern oder Senioren
lieber kürzer und sanfter. Da die meisten Punkte
symmetrisch auf beiden Körperseiten angeordnet
sind, werden sie stets – möglichst gleichzeitig – auf
beiden Seiten behandelt.

Mit den folgenden Akupressur-Quickies können Sie
einige häufige Beschwerden schnell und unkompli-
ziert lindern und etwas für Ihr Wohlbefinden tun.

### Husten, Atemwegsbeschwerden

Das Drücken folgender Punkte hilft (Foto Seite 85
links):

> Die Punkte Lunge 7 und Lunge 11 befinden sich
an Hand und Handgelenk und sind leicht zu finden:
Der Punkt Lunge 11 liegt in der äußeren Ecke des
Nagelfalzes am Daumen. Der Punkt Lunge 7 liegt
am inneren Rand des Handgelenks, etwa zwei
Fingerbreit über dem Ende der Handgelenks-
beugefalte.

**Zeitaufwand:** 1–5 Minuten
**Selbstbehandlung:** ja
**Partnerbehandlung:** ja
**Massageöl:** ohne Öl
**Achtung:** in der Schwangerschaft nicht
den Punkt Dickdarm 4 und Konzeptions-
gefäß 6 drücken!
**Wirkungen:** je nach gewählten Punkten

> Weitere hilfreiche Punkte finden sich unterhalb
der Kehle: Der Punkt Konzeptionsgefäß 22 liegt an
der oberen Kante des Brustbeins, und der Punkt
Magen 11 liegt etwa drei Fingerbreit nach oben
und seitlich versetzt in einer kleinen Vertiefung am
oberen Rand des Schlüsselbeins.

### Kopfschmerzen und andere Schmerzen

Schon bei den ersten Anzeichen können Sie Kopfschmerzen mit den richtigen Punkte einfach »weg-
drücken« (Foto Seite 85 rechts):

> Der Spezialpunkt zwischen den Augenbrauen
befindet sich – wie der Name schon sagt – direkt
oberhalb der Nasenwurzel genau zwischen den
Augenbrauen.

> Am äußeren Ende der Augenbrauen finden Sie
den Punkt Dreifacher-Erwärmer 23 in einer kleinen
Vertiefung.

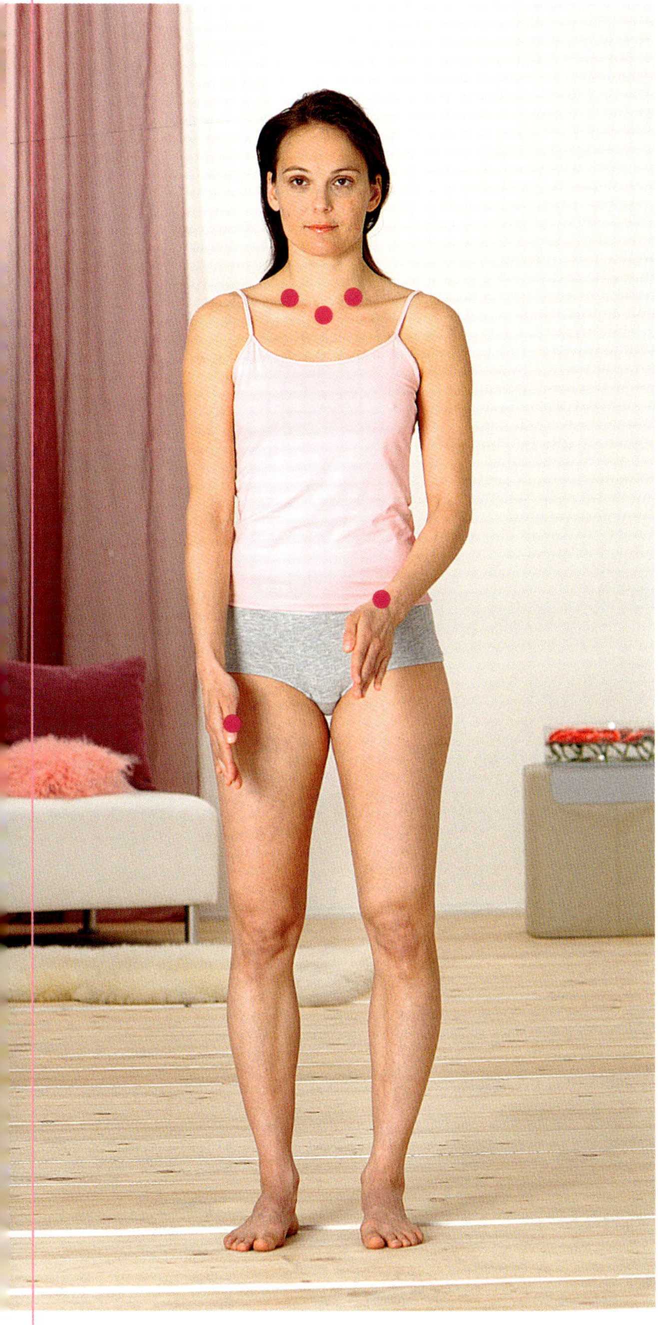

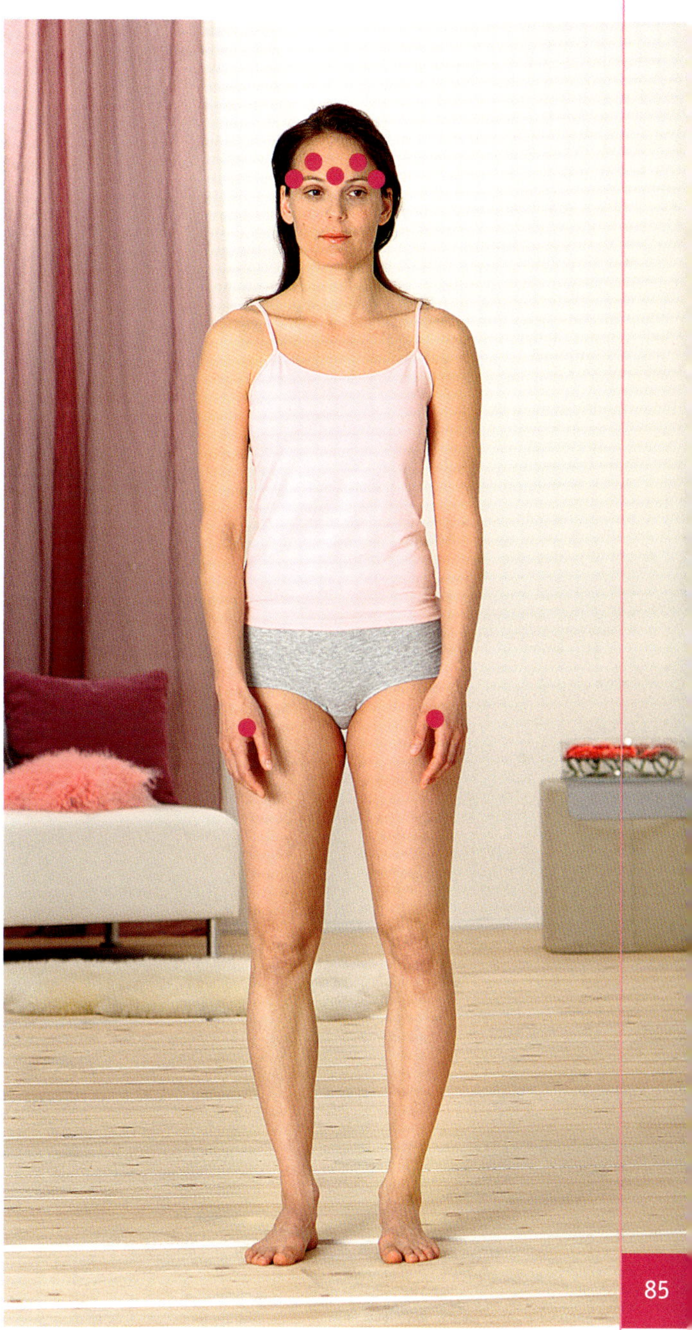

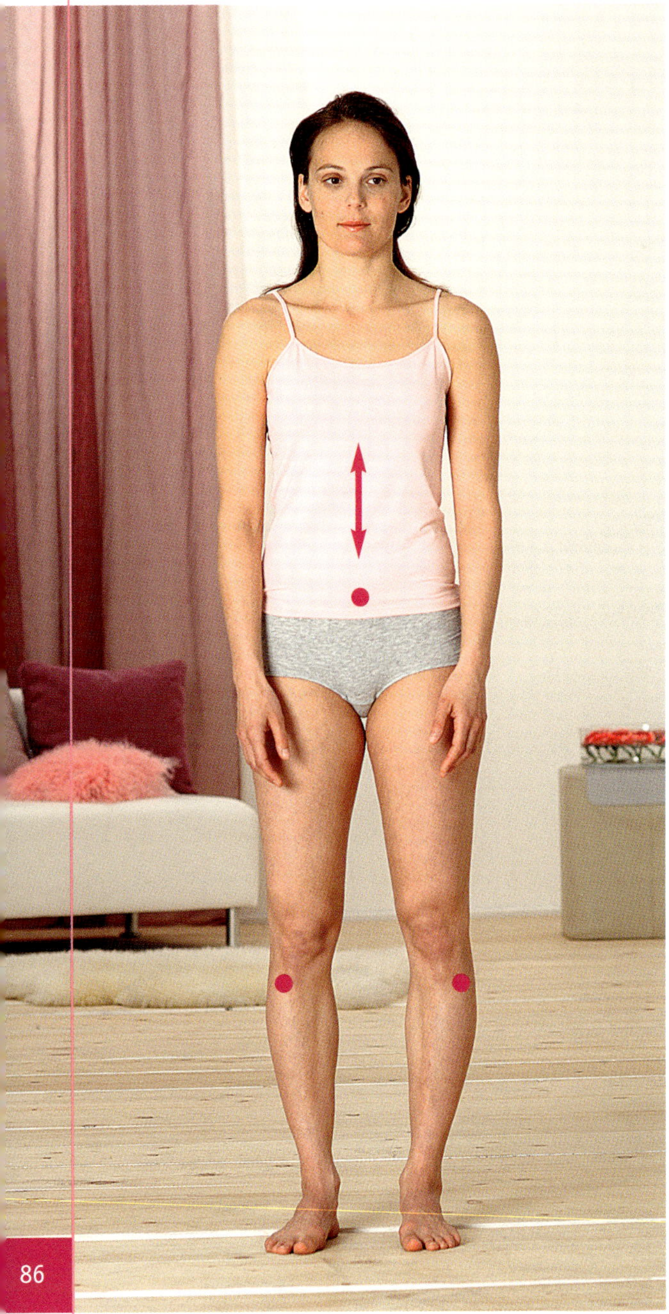

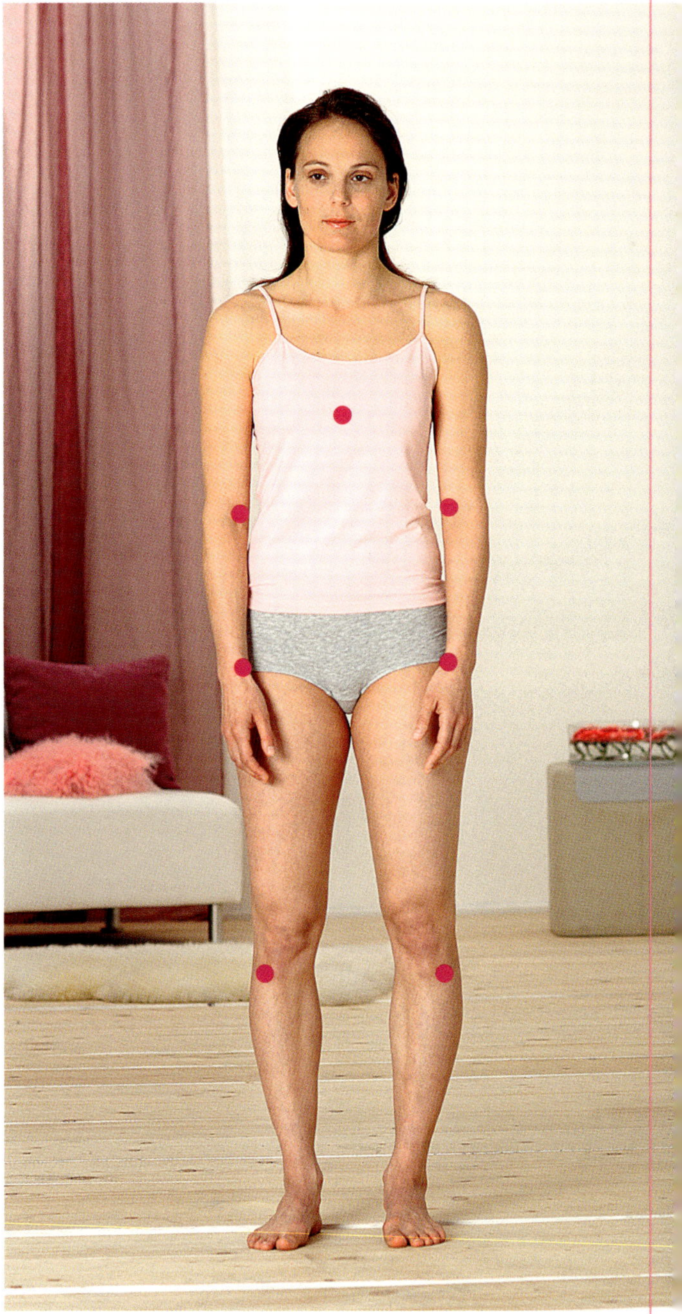

> Außerdem hilft der Punkt Gallenblase 14 – er befindet sich einen Fingerbreit oberhalb der Augenbrauen, und zwar senkrecht über den Pupillen, wenn der Blick geradeaus gerichtet ist (im Spiegel kontrollieren!)

> Auch der Punkt Dickdarm 4 ist ein verlässlicher Helfer bei einer Vielzahl von Schmerzen. Er liegt auf dem Handrücken. Am einfachsten finden Sie ihn, wenn Sie den Daumen fest gegen die Innenkante der Hand pressen. Dann wölbt sich der dazwischen liegende Muskel ein wenig empor, und an seiner höchsten Stelle liegt der Dickdarmpunkt, den Sie auch an seiner besonderen Empfindlichkeit erkennen können.

## Nervosität, Unruhe, Ängste

Ob vor einer schwierigen Prüfung oder einem ersten Date – manchmal wünscht sich jeder eine schnelle Möglichkeit, Ruhe und Gelassenheit zu finden. Die folgenden Akupressurpunkte helfen dabei (Foto Seite 86 links):

> Der Punkt Konzeptionsgefäß 6 liegt etwa drei Fingerbreit unterhalb des Nabels. Darüber liegen noch weitere hilfreiche Punkte: Streichen Sie mehrmals zwischen Nabel und Brustbein auf und ab, um sie zu massieren.

> Besonders wirksam ist auch der Punkt Magen 36. Er befindet sich seitlich unterhalb des Knies. Um ihn zu finden, gehen Sie am unteren Ende der Wölbung am Schienbein einen Fingerbreit nach außen. Dort spüren Sie dann eine Vertiefung, in der der Punkt liegt.

## Depressive Verstimmung, Erschöpfung

Stress, Überlastung oder Probleme im privaten oder auch beruflichen Bereich können sehr schnell dazu führen, dass wir uns niedergeschlagen oder erschöpft und ausgelaugt fühlen.

Die Massage der folgenden Akupressurpunkte trägt dazu bei, dass Sie sich schneller erholen und Ihr inneres Gleichgewicht wiederfinden können (Foto Seite 86 rechts).

> In der Armbeuge liegt der Punkt Herz 3. Bei leicht angewinkeltem Arm finden Sie ihn in der Mitte zwischen dem Ende der Beugefalte und dem danebenliegenden Knochenvorsprung.

> Der Punkt Konzeptionsgefäß 17 liegt auf der Mittellinie des Körpers in der Mitte zwischen den Brustwarzen.

> Unterstützend wirkt auch der Punkt Lunge 7, der sich am Handgelenk etwa zwei Fingerbreit oberhalb des inneren Endes der Handgelenksbeugefalte befindet.

> Beim Entspannen hilft außerdem der Punkt Magen 36, seitlich unterhalb des Knies (siehe dazu die Beschreibung in der linken Spalte).

# Pflegende Jojoba-Ölmassage

## WAS ZEICHNET DIESE MASSAGE AUS?

Diese Massage konzentriert sich auf Beine und Arme, weil die Haut dort oft besonders trocken und strapaziert ist, vor allem an Händen, Füßen, Ellbogen und Knien. Sie können sie aber natürlich auch auf andere Körperbereiche ausdehnen.

## SO WIRD'S GEMACHT

> Geben Sie etwas Massageöl in Ihre Handfläche und tragen Sie es vom Handrücken aus mit kleinen, kreisenden Bewegungen auf der gesamten Außenseite des Armes bis zur Schulter auf.

> Wiederholen Sie das Ganze von der Handfläche aus auf der Innenseite des Armes. Massieren Sie danach nochmals in kleinen Kreisen den Ellbogen, da die Haut dort besonders zu Trockenheit neigt.

> Dann geben Sie neues Öl in Ihre Hand. Streichen Sie damit die Finger der massierten Hand aus, indem Sie Daumen und Zeigefinger einzeln um jeden Finger schließen und vom Grundgelenk bis zur Fingerspitze ziehen. Streichen Sie zum Abschluss sanft die Fingerzwischenräume aus.

> Wiederholen Sie die Massage am anderen Arm.

> Als Nächstes verteilen Sie etwas mehr Öl zwischen Ihren Handflächen, stellen ein Bein auf und tragen das Öl vom Fußrücken bis zum Knie

in kreisenden Bewegungen auf. Die Hände kreisen dabei im Wechsel jeweils nacheinander über die Haut.

> Geben Sie etwas Öl auf die Fingerspitzen beider Hände und kreisen Sie damit mehrmals über die Knie.

> Geben Sie wieder Öl in eine Hand, stützen Sie mit der anderen einen Fuß am Knöchel und verstreichen Sie das Öl auf dem Fuß. Gleiten Sie mit den Fingern auch zwischen die Zehen. Achten Sie dabei besonders auf die Ferse und den Fußballen sowie auf alle rauen, verhornten Stellen.

> Dann massieren Sie das Öl mit dem Daumenballen in kleinen Kreisen am ganzen Fuß ein.

> Im Anschluss daran massieren Sie das andere Bein wie beschrieben.

**Zeitaufwand:** etwa 5 Minuten
**Selbstbehandlung:** ja
**Partnerbehandlung:** ja
**Massageöl:** 2 Esslöffel Jojobaöl mit 2 Tropfen ätherischem Rosenöl mischen Allergietest machen (Seite 21)!
**Sonstiges:** Öl ganz einmassieren oder einziehen lassen
**Wirkungen:** entspannend und harmonisierend, pflegt trockene Haut

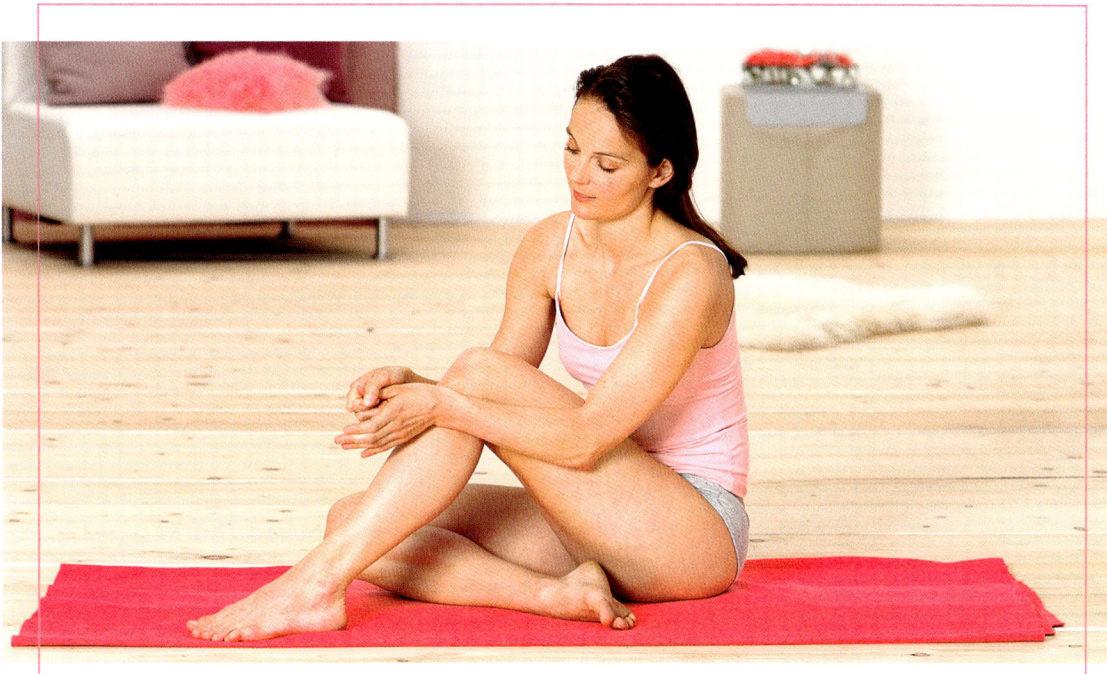

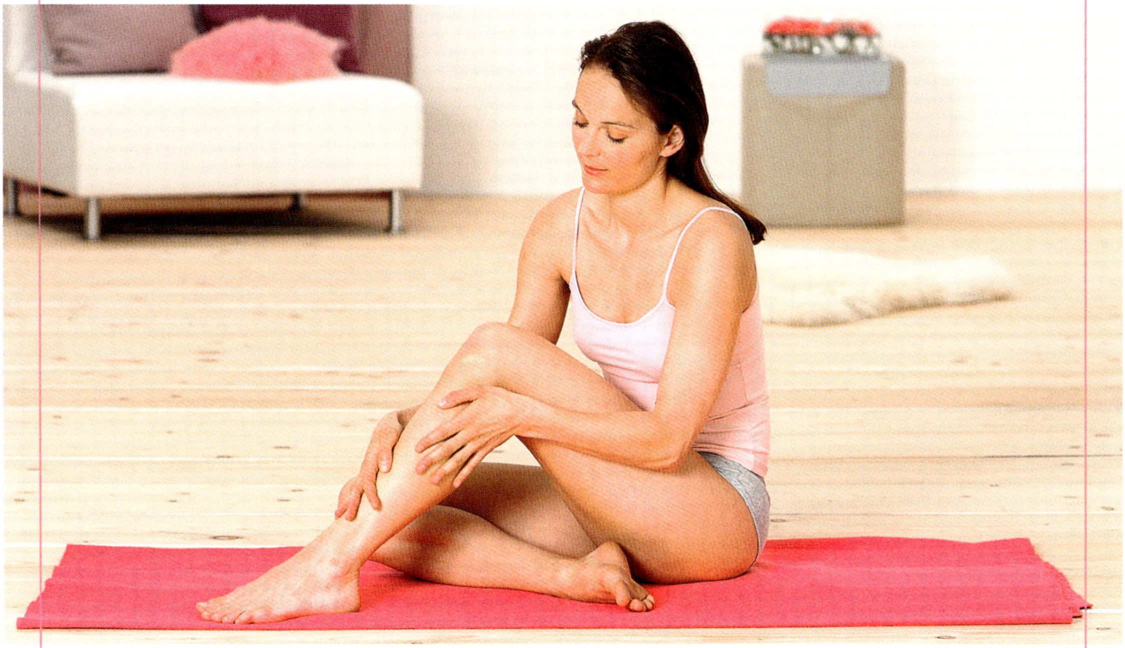

# Tonerde-Peeling für Bauch und Brust

### WAS ZEICHNET DIESE MASSAGE AUS?

Verschiedene Arten von Tonerde sind unter den Namen *Ghassoul* oder *Rhassoul*, *Heilerde*, *Kaolin* oder auch *Lavaerde* (von lateinisch *lavare = waschen*) bekannt. Trotz ihrer unterschiedlichen Herkunft ist diesen Tonerden eines gemeinsam: Sie befreien die Haut sanft von Schmutz und überschüssigem Hautfett und machen sie streichelzart und samtig.

### SO WIRD'S GEMACHT

Je nach Sorte der Tonerde kann mehr oder weniger Wasser nötig sein, um eine cremige Konsistenz zu erreichen – beginnen Sie mit wenig Wasser, und geben Sie so viel wie nötig dazu. Es kann einen Moment dauern, bis sich die Tonerde ganz löst. Bei der Partnerbehandlung darf sich der Massierte bequem hinlegen, die Selbstbehandlung lässt sich einfacher im Sitzen durchführen.

> Tauchen Sie zunächst Zeige- und Mittelfinger in die Tonerde-Mischung ein.

**Zeitaufwand:** etwa 8 Minuten
**Selbstbehandlung:** ja
**Partnerbehandlung:** ja
**Massageöl:** 3 gehäufte Esslöffel Tonerde mit 6 Esslöffel warmem Wasser mischen
**Bitte beachten!** Legen Sie ein großes Handtuch unter, nach der Massage abduschen oder mit nassem Waschlappen abwaschen
**Wirkungen:** kühlend und beruhigend, sorgt für streichelzarte Haut

> Streichen Sie mit den Fingerspitzen in Form einer liegenden Acht über die Brust und lassen dabei die Finger von den Schlüsselbeinen zum Rippenbogen wandern.

> Nehmen Sie die Tonerdemischung und zeichnen damit einen kleinen Kreis um den Bauchnabel. Verstreichen Sie sie strahlenförmig nach außen.

> Kreisen Sie mit der flachen Hand in immer größeren Kreisen im Uhrzeigersinn um den Bauchnabel.

> Zuletzt verstreichen Sie den Rest der Mischung großzügig auf Brust und Bauch, wobei Sie die Brustwarzen aussparen.

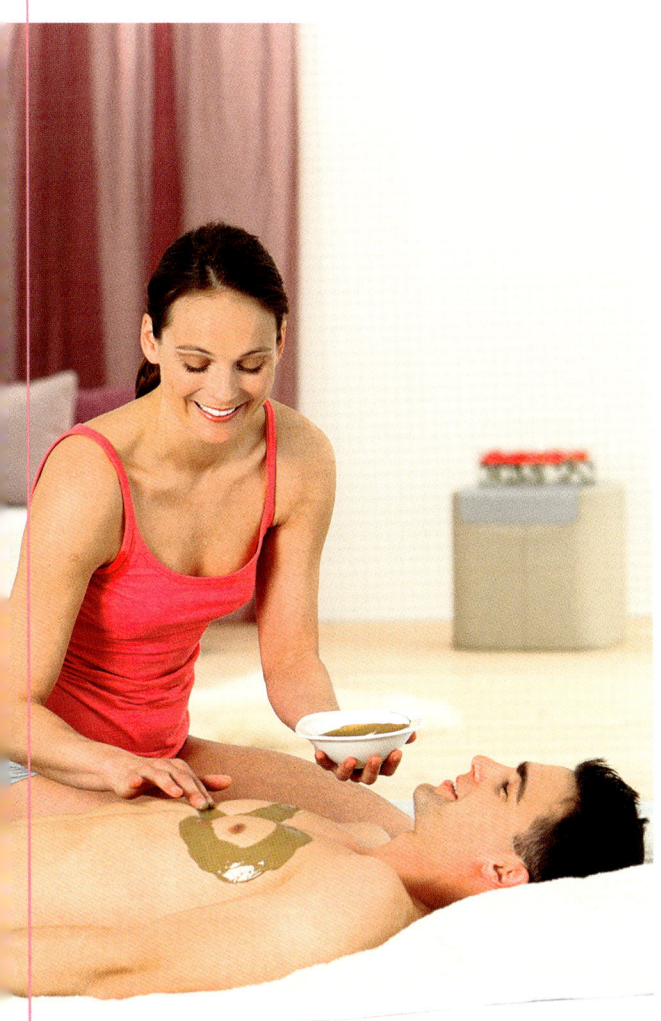
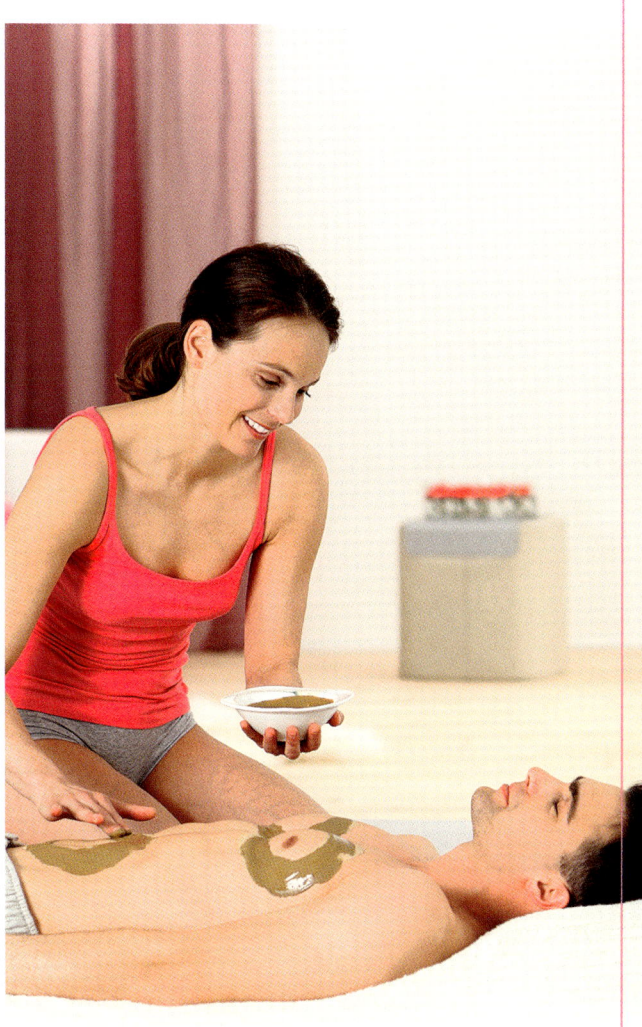

# Anti-Stress-Massage-Quickie

### WAS ZEICHNET DIESE MASSAGE AUS?

Gegen Stress und Anspannung wirkt nichts so schnell wie eine kleine Massage und tiefes Durch-atmen – denn je größer der Stress ist, desto flacher wird unsere Atmung, was den Organismus zusätz-lich belastet.

### SO WIRD'S GEMACHT

Diese Massage wird immer in Rückenlage durch-geführt, auch bei der Selbstbehandlung.

**Zeitaufwand:** etwa 4 Minuten
**Selbstbehandlung:** ja
**Partnerbehandlung:** ja
**Massageöl:** 1 Esslöffel Mandelöl mit 1 Tropfen ätherischem Lavendelöl und 1 Tropfen ätherischem Orangenöl mi-schen, Allergietest machen (Seite 21)!
**Sonstiges:** Öl danach mit Handtuch ab-tupfen oder ganz einmassieren
**Wirkungen:** beruhigend und entspan-nend, vertreibt Stress und schenkt neue Energie

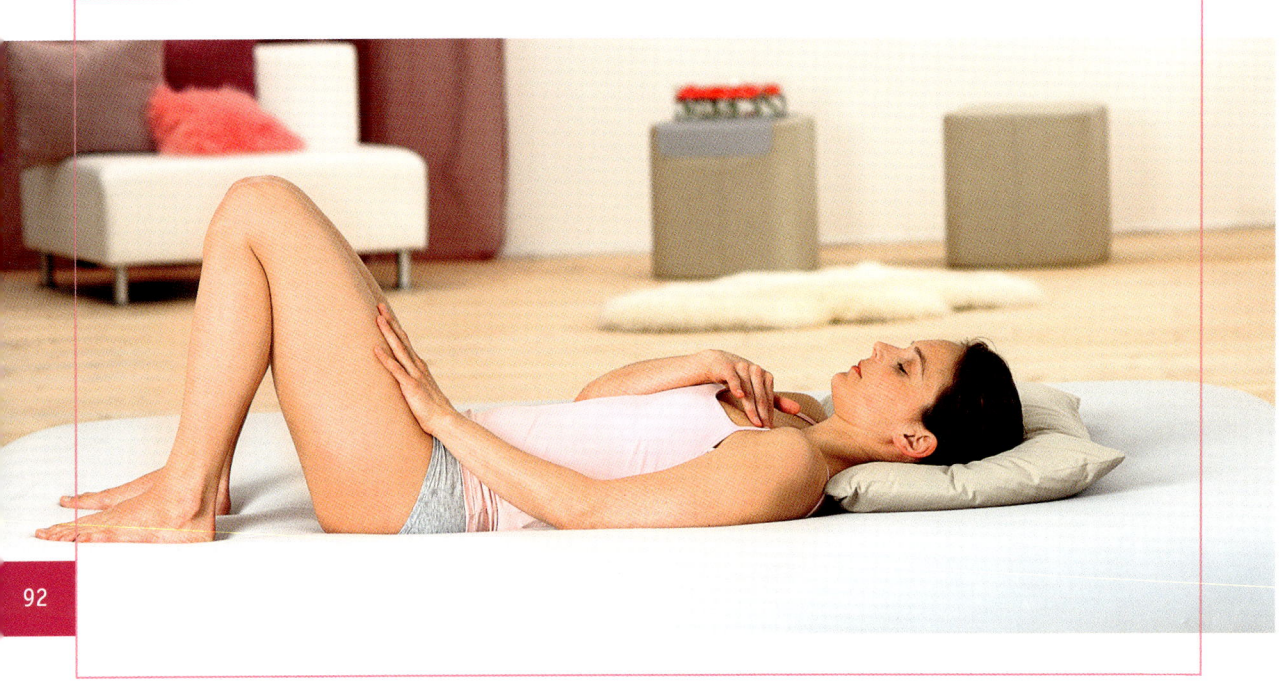

> Als Erstes massieren Sie mit den Fingerspitzen in kleinen Kreisen auf der linken Körperseite vom oberen Rand des Brustbeins aus an der Unterkante des Schlüsselbeins bis zum Schultergelenk.

> Wiederholen Sie dies 3-mal, und streichen Sie zuletzt mit der flachen Hand vom Brustbein über das Schlüsselbein bis zur Schulter.

> Dann wiederholen Sie den gesamten Ablauf auf der anderen Körperseite.

> Strecken Sie nun einen Arm nach oben und legen ihn neben dem Kopf ab. Streichen Sie jeweils tief ausatmend 3-mal mit der anderen Hand flach von der Mitte der Brust über Achselhöhle und Schulter bis zum Oberarm.

> Die Wirkung der Massage wird zusätzlich unterstützt, wenn Sie sich bei dieser Bewegung vorstellen, wie Sie Stress und Anstrengung einfach von sich abstreifen.

> Dann wiederholen Sie auch diesen Teil der Massage auf der anderen Körperseite.

> Zuletzt drücken Sie zwischen Zeigefinger und Daumen die Fingerkuppen der jeweils anderen Hand etwa zehn Sekunden lang.

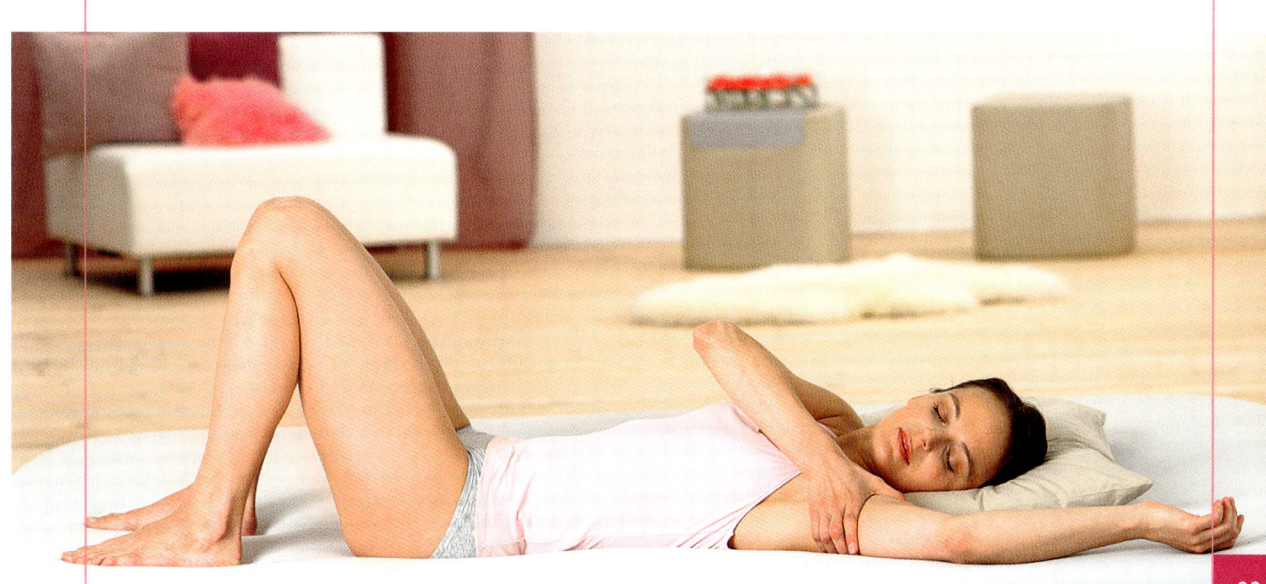

# Lomilomi-Blitzmassage aus Hawaii

### WAS ZEICHNET DIESE MASSAGE AUS?

Die Lomilomi-Massage stammt aus der traditionellen hawaiianischen Heilkunst. Sie wurde als Tempelmassage über Jahrtausende von schamanischen Heilern entwickelt. Bei dieser Massage wird nicht nur mit den Händen, sondern mit dem gesamten Unterarm massiert. Sie ist besonders rhythmisch und wird mit viel Öl durchgeführt. Oft werden

**Zeitaufwand:** etwa 5 Minuten
**Selbstbehandlung:** nein
**Partnerbehandlung:** ja
**Massageöl:** 2 Esslöffel Kokosöl mit 2 Tropfen ätherischem Vanilleöl mischen, Allergietest (Seite 21)
**Sonstiges:** Öl danach einziehen lassen oder abduschen
**Wirkungen:** entspannend und harmonisierend, löst Schulter- und Nackenschmerzen

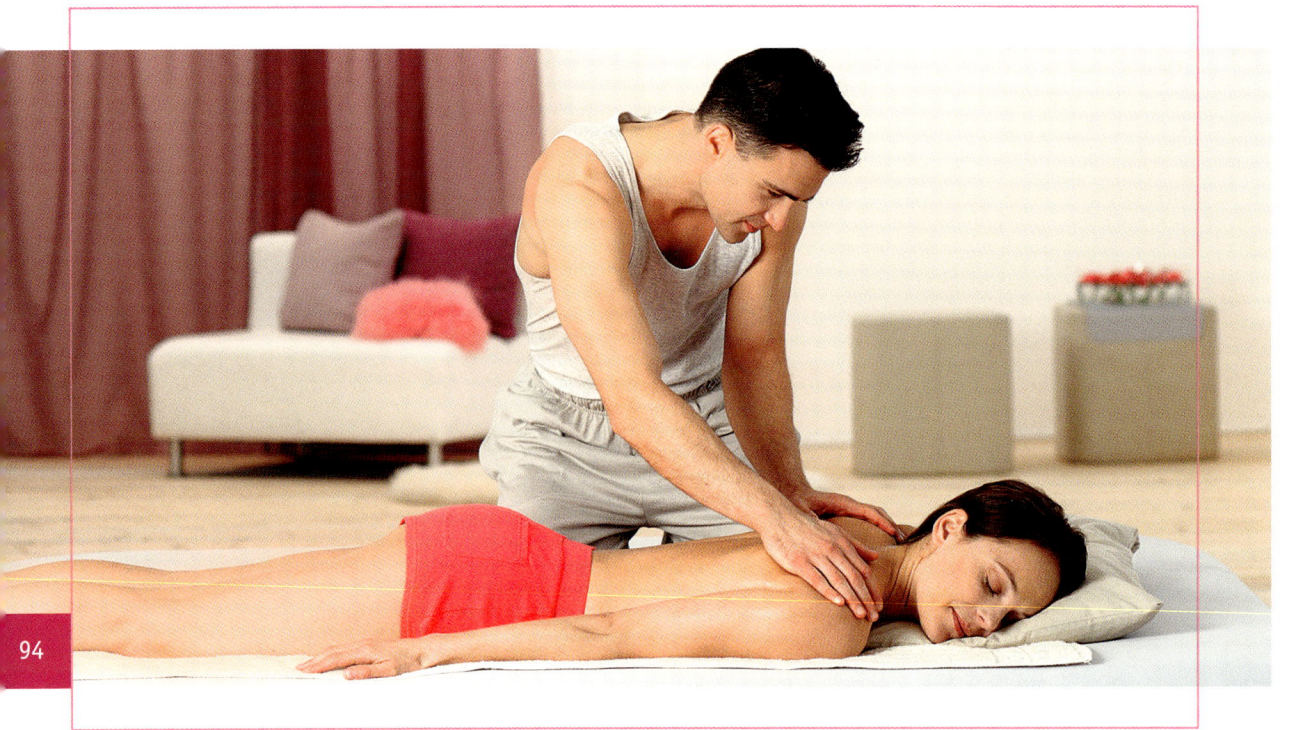

dabei auch die Gelenke bewegt, um Blockaden zu beseitigen und die Energie zum Fließen zu bringen. Lomilomi beruht auf der Vorstellung, dass Körper, Seele und Geist eine Einheit bilden und einander gegenseitig beeinflussen. Daher schenkt die Lomilomi-Massage nicht nur körperliche Entspannung, sondern ist auch Balsam für Seele und Geist.

### SO WIRD'S GEMACHT

Der Massierte liegt auf dem Bauch, die Arme sind neben dem Körper ausgestreckt.

> Gießen Sie reichlich Öl zwischen die Schulterblätter. Dann verstreichen Sie es mit Ihren flachen Händen, zuerst über die Schultern, dann Richtung Po über den gesamten Rücken (Foto Seite 94).
> Nun knien Sie sich neben den Körper Ihres Partners und legen Ihre Unterarme dicht nebeneinander quer zur Wirbelsäule auf seinen Rücken (Foto unten).
> Schieben und ziehen Sie die Unterarme im Wechsel in fließendem Rhythmus vor und zurück. Lassen Sie sie dabei in wellenförmigen Bewegungen zwischen Schultern und Kreuz auf- und abwandern.

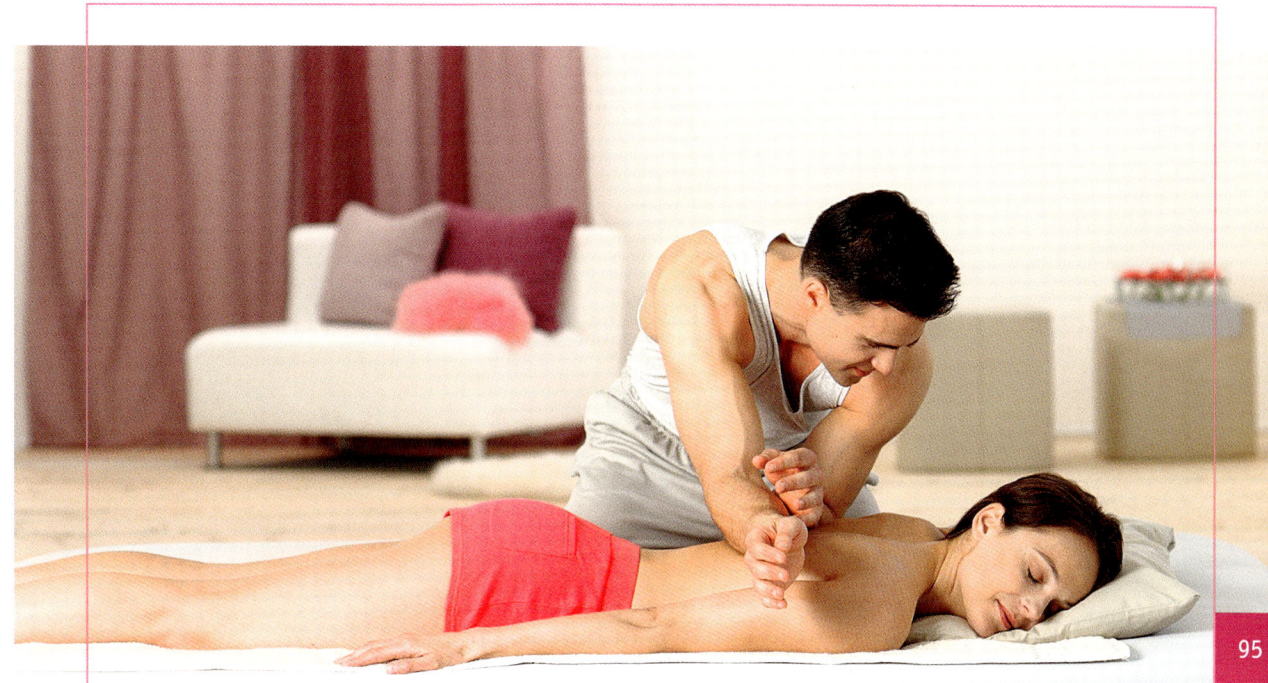

> Als Nächstes legen Sie die leicht gespreizten Fingerspitzen von Zeige-, Mittel- und Ringfinger im Nacken links und rechts neben die Wirbelsäule und ziehen sie parallel zur Wirbelsäule in Richtung Po. Dabei zeichnen Sie mit den Fingern kleine Wellenlinien auf die Haut.

> Danach wenden Sie sich der Schulter zu. Wenn Sie links vom Massierten knien, schieben Sie Ihre linke Hand unter sein Schultergelenk und umfassen

mit der rechten Hand den Oberarm dicht oberhalb des Ellbogens (Foto unten).

> Heben Sie nun mit der linken Hand die Schulter an, und kreisen Sie mit der Schulter 3-mal in die eine und 3-mal in die andere Richtung. Ihr Partner sollte die Schulter möglichst ganz entspannen und die Bewegung völlig Ihren sanft massierenden Händen überlassen. Dann setzen Sie sich auf seine rechte Seite und führen das Kreisen mit der ande-

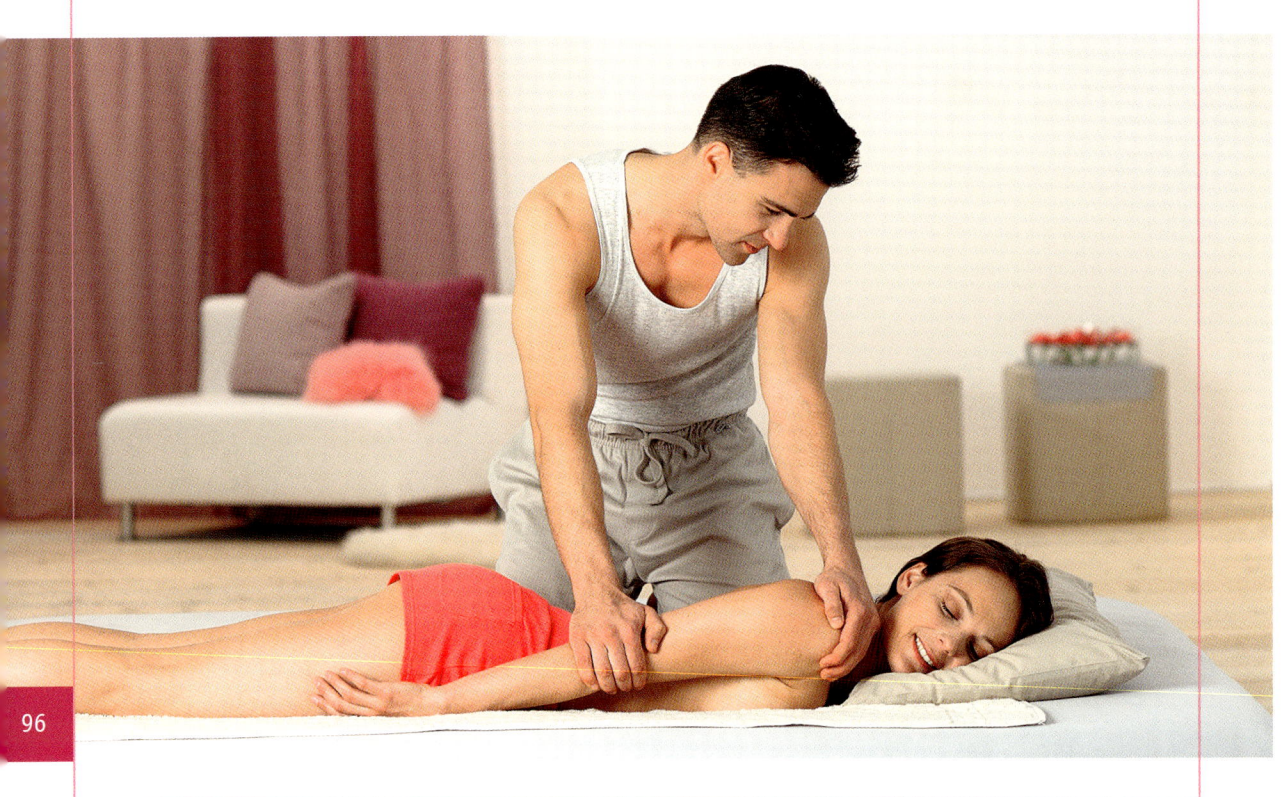

ren Schulter durch. Dabei liegt Ihre rechte Hand unter dem Schultergelenk, und die linke umfasst den Arm.

> Zuletzt knien Sie sich vor den Kopf des Massierten (Foto unten). Gießen Sie, falls nötig, etwas Öl nach, um gut über die Haut gleiten zu können, und legen Sie Ihre Hände auf die Schultern.

> Schieben Sie die Hände in Richtung Po, sodass auch Ihre Unterarme auf dem Rücken aufliegen.

> Streichen Sie mit Händen und Unterarmen auf beiden Seiten der Wirbelsäule nach unten, so weit Sie kommen.

> Lassen Sie dann Ihre Hände auseinandergleiten und ziehen Sie sie an den Körperseiten mit sanftem Druck zurück zum Ausgangspunkt.

> Wiederholen Sie dieses Ausstreichen als Abschluss der Lomilomi-Blitzmassage noch einige Male.

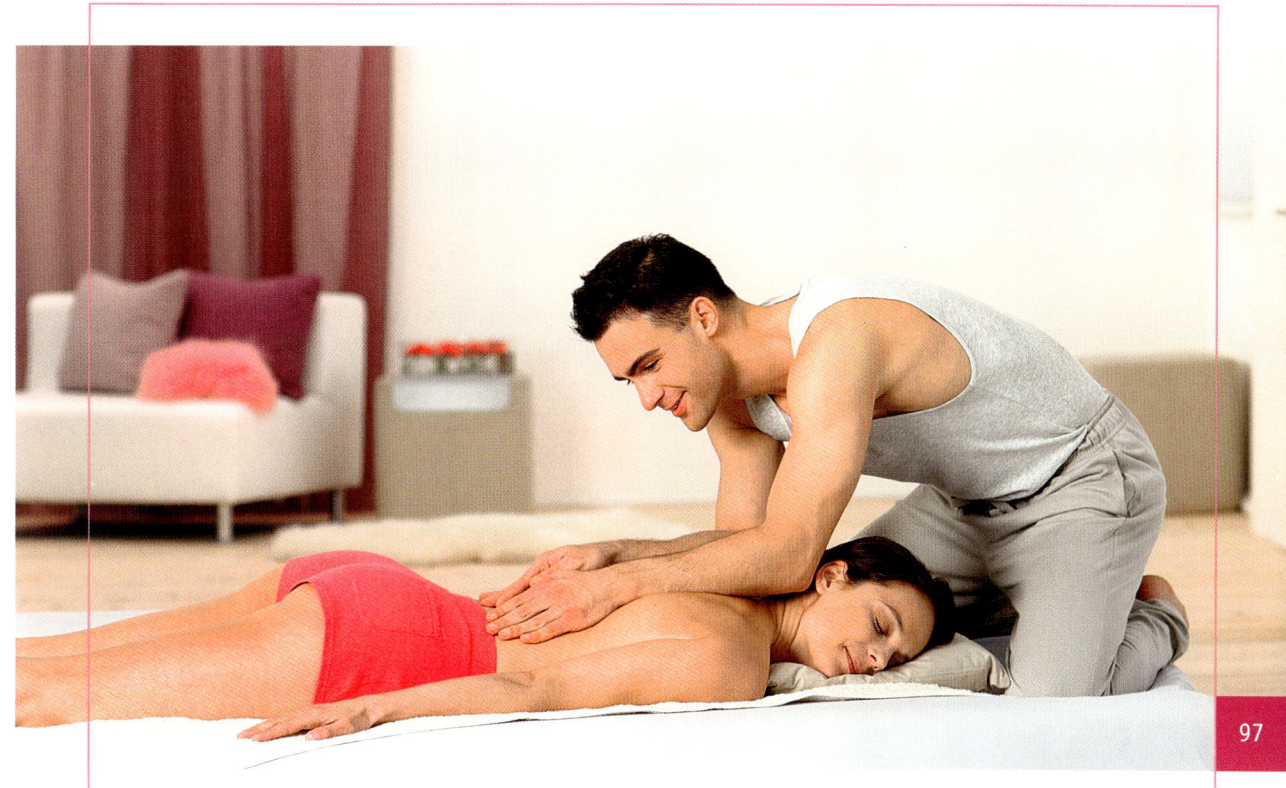

# Rückenmassage für zwischendurch

### WAS ZEICHNET DIESE MASSAGE AUS?

Mit dieser einfachen Rückenmassage können Sie schnell Entspannung und Wohlbehagen schenken und Rückenschmerzen entgegenwirken.

### SO WIRD'S GEMACHT

Ihr Partner legt sich für diese Massage auf den Bauch. Die Arme kann er unter seinen Kopf betten oder entspannt neben dem Körper ablegen.

> Verteilen Sie das Massageöl in Ihren Handflächen und ölen Sie den Rücken ein, indem Sie gleichzeitig mit beiden Händen mehrere Male auf der gesamten Breite des Rückens auf und ab streichen.

> Zuerst stimmen Sie die Muskeln auf die Massage ein: Legen Sie Ihre Hände am unteren Rücken flach links und rechts neben die Wirbelsäule. Streichen Sie nun mit mäßigem Druck gerade bis zum Nacken.

> Wiederholen Sie die Bewegung 3-mal, und üben Sie dabei jedes Mal etwas mehr Druck aus, aber nur so viel, dass es noch als angenehm empfunden wird.

> Dann beginnen Sie auf einer Seite neben der Wirbelsäule am unteren Rücken, die Rückenmuskeln zu kneten: Greifen Sie mit dem Daumen und den Spitzen von Zeige- und Mittelfinger in die Muskeln und drücken Sie sie behutsam zusammen.

> Wechseln Sie die Hände immer ab.

> Massieren Sie auf diese Weise 3-mal neben der Wirbelsäule nach oben bis zum Nacken.

> Dann wiederholen Sie die Massage auf der anderen Seite.

> Wechseln Sie wieder zu der Seite, die Sie zuerst massiert haben, und beginnen Sie nun im Nacken.

> Streichen Sie bei geschlossenen Fingern mit den Fingerkuppen beider Hände im Wechsel jeweils ein kurzes Stück in Richtung Po über die Haut, setzen Sie ab und etwas weiter oben wieder an.

> Streichen Sie auf diese Weise die Muskeln bis zum unteren Rücken hin aus, und wiederholen Sie dies 3-mal.

> Wiederholen Sie das Ausstreichen auf der anderen Seite der Wirbelsäule.

**Zeitaufwand:** etwa 3 Minuten
**Selbstbehandlung:** nein
**Partnerbehandlung:** ja
**Massageöl:** 1 Esslöffel Sesamöl mit 2 Tropfen ätherischem Neroliöl mischen, Allergietest (Seite 21)
**Sonstiges:** Öl ganz einmassieren oder einziehen lassen
**Wirkungen:** entspannend und harmonisierend, schenkt neue Energie, lindert Rückenschmerzen

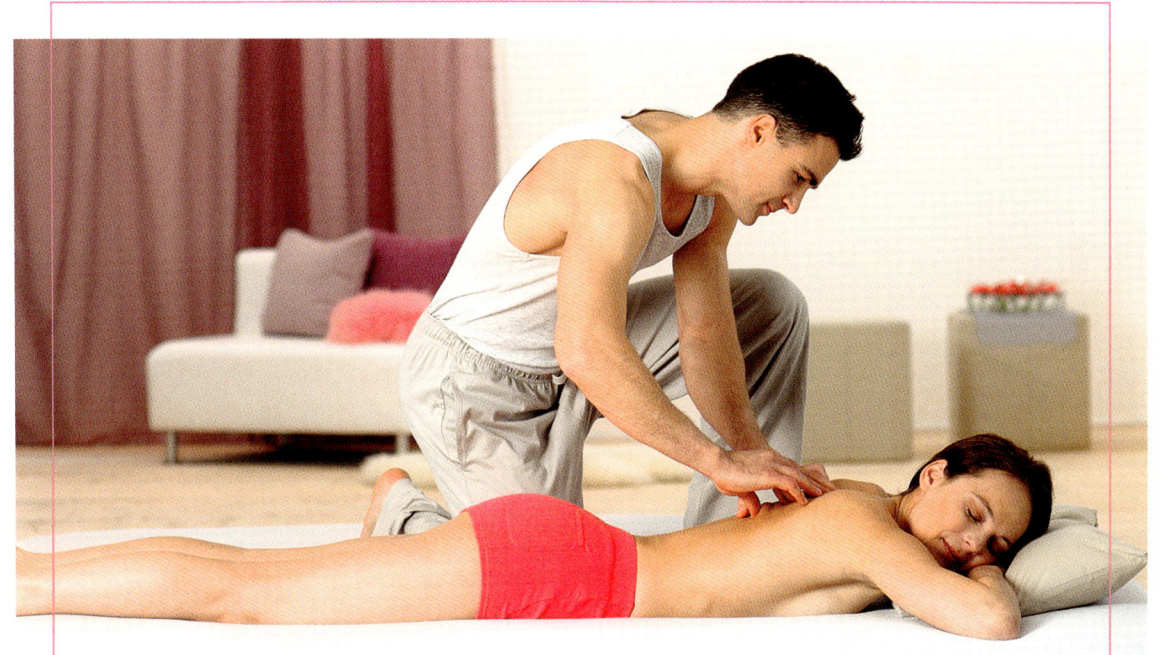

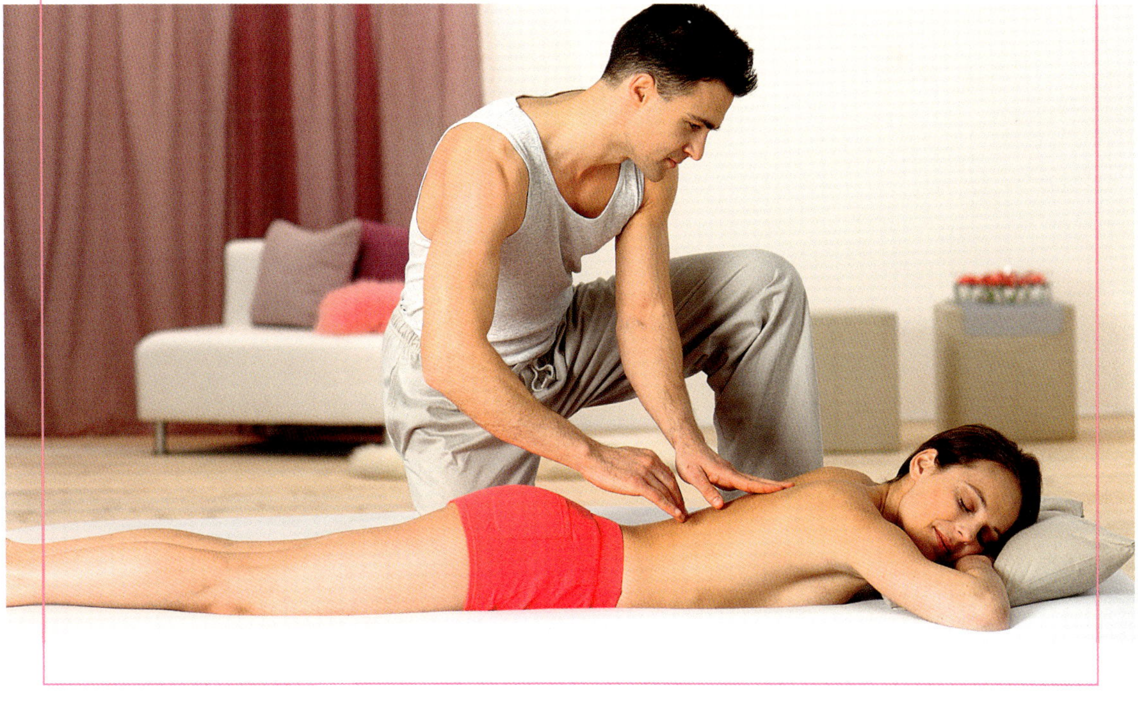

# Sinnliche Kleopatra-Ölmassage

### WAS ZEICHNET DIESE MASSAGE AUS?

Noch heute ist Kleopatra für ihre Schönheit bekannt. Wenn Sie nicht gerade in Eselsmilch baden wollen, können Sie Ihrem Aussehen und Ihrer Ausstrahlung auch durch die folgende sinnliche Massage etwas Gutes tun.

### SO WIRD'S GEMACHT

Bei der Selbstbehandlung führen Sie diese Massage am besten im Sitzen durch. Bei der Partnerbehandlung kann sich der Massierte auf den Rücken legen.

**Zeitaufwand:** etwa 3 Minuten
**Selbstbehandlung:** ja
**Partnerbehandlung:** ja
**Massageöl:** 1 Esslöffel Mandelöl mit 1 Tropfen ätherischem Myrrheöl mischen, Allergietest machen (Seite 21)!
**Sonstiges:** Ohrringe abnehmen, Öl nicht in die Augen bringen, anschließend Haare waschen.
**Wirkungen:** sinnlich und entspannend, sorgt für streichelzarte Haut

Der Massierende sitzt oder kniet hinter dem Kopf seines Partners.

> Geben Sie etwas Massageöl in Ihre Hände und verteilen Sie es zwischen Ihren Fingern.

> Legen Sie die flachen, geschlossenen Finger auf die Mitte der Stirn und streichen 3-mal über die Schläfen, vor den Ohren vorbei und entlang dem Kiefer bis zum Kinn.

> Streichen Sie dann von der Nasenwurzel über die Wangen bis zu den Ohren.

> Wiederholen Sie die Bewegung etwas tiefer, von den Nasenflügeln zu den Ohren, und zuletzt vom Kinn zu den Ohren.

> Als Nächstes streichen Sie mit Ihren Fingerspitzen 3-mal von der Nasenwurzel über die Augenbrauen zu den Schläfen, nach unten um das Ohr herum

und mit gespreizten Fingern durch die Haare zurück zur Stirn.

> Lassen Sie Ihre Hände über den Unterkiefer zum Kinn gleiten. Massieren Sie in kleinen, kreisenden Bewegungen 3-mal den Bereich unterhalb des Kinns bis zu den Ohren.

> Streichen Sie anschließend beide Ohren 2-mal zwischen Ihren gestreckten Zeige- und Mittelfingern sanft aus.

> Zuletzt massieren Sie mit den Kuppen der gespreizten Finger den Haaransatz und so viel vom Kopf, wie Sie problemlos erreichen.

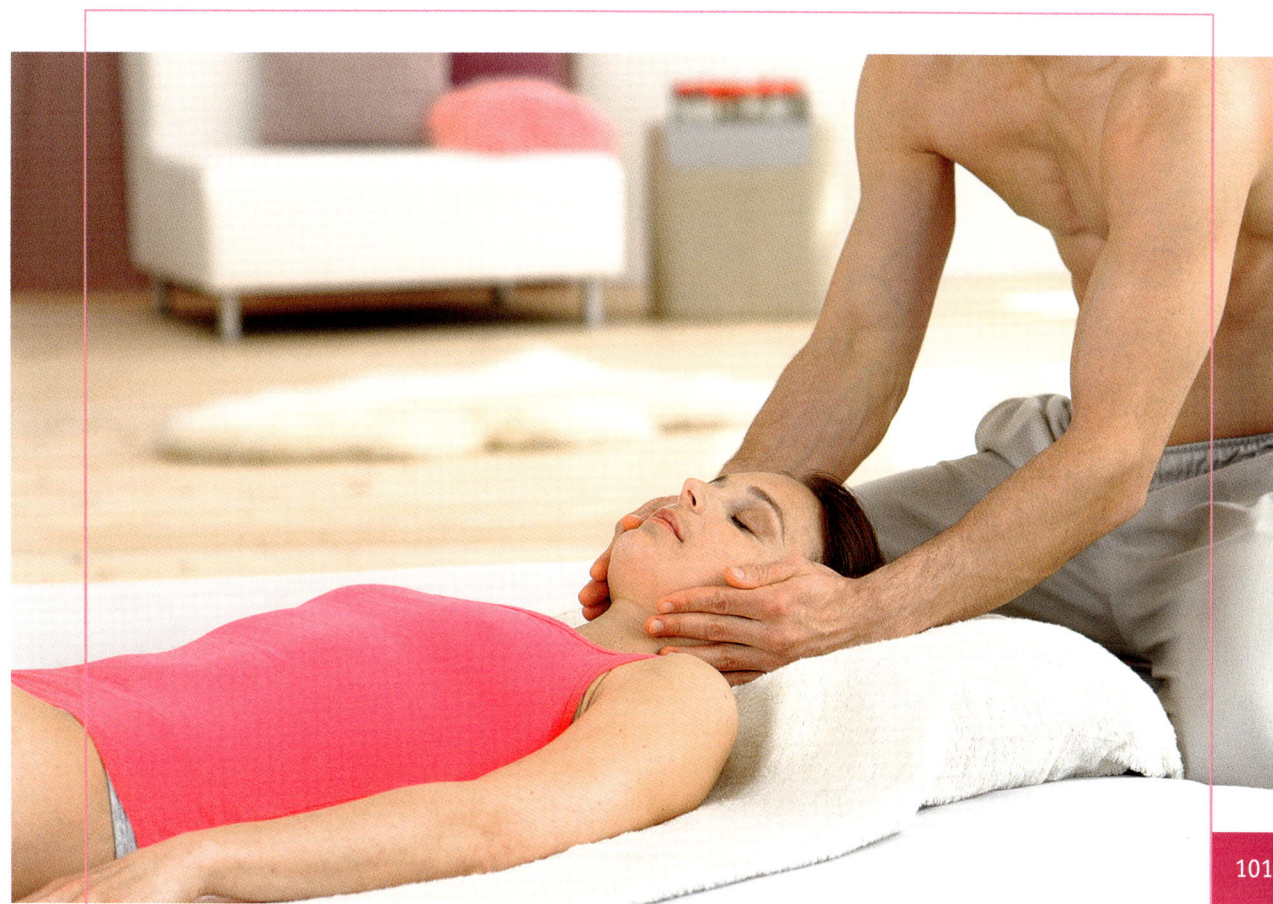

# Massage-Quickie für die Beine

### WAS ZEICHNET DIESE MASSAGE AUS?

Eine kleine Beinmassage ist immer angenehm – und wer viel im Stehen arbeitet, wird sie bald nicht mehr missen wollen. Sie bringt neues Leben in die Beine und beugt gleichzeitig Krampfadern und geschwollenen Knöcheln vor.

### SO WIRD'S GEMACHT

Bei dieser Massage wird das Bein leicht angewinkelt aufgestellt, um auch die Wade gut massieren zu können. Bei der Partnerbehandlung liegt der Massierte auf dem Rücken, der Massierende kniet mit Blick zu seinen Füßen neben seiner Hüfte. Bei der Selbstbehandlung setzen Sie sich am besten auf den Boden und beugen sich zum Massieren über das Bein.

> Geben Sie die Hälfte des Massageöls in eine Handfläche und verstreichen Sie es mit langen, geraden Bewegungen vom Knöchel bis zum Oberschenkel auf dem linken Bein.

> Dann legen Sie Ihre Hände im Wechsel flach an der Rückseite des Beins um den Knöchel und streichen langsam mit mäßigem Druck die Wade bis zum Knie aus.

> Wiederholen Sie die Bewegung mit jeder Hand 3-mal, wobei Sie jedes Mal etwas kräftiger drücken.

**Zeitaufwand:** etwa 5 Minuten
**Selbstbehandlung:** ja
**Partnerbehandlung:** ja
**Massageöl:** 1 Esslöffel Sesamöl mit 2 Tropfen ätherischem Zitronenöl mischen, Allergietest (Seite 21)
**Sonstiges:** Öl ganz einmassieren
**Wirkungen:** erfrischend und entspannend, gegen müde und schmerzende Beine

> Danach legen Sie Ihre Hände ebenso auf den Oberschenkel und streichen mit mehreren kurzen, schnellen Bewegungen zuerst seine Rückseite, dann seine Vorderseite vom Knie bis zum Poansatz aus.

> Legen Sie dann Ihre Hände nebeneinander am Außenknöchel auf das Bein, und kneten Sie die gesamte Außenseite des Beins bis zur Hüfte. Drücken Sie abwechselnd mit beiden Händen die Muskeln zwischen Daumen und Fingern. Überspringen Sie die knochigen Bereiche an Knöchel und Knie.

> Trommeln Sie zuletzt mit den geschlossenen Fingern beider Hände im schnellen Wechsel vom Knöchel bis zur Kniekehle – zuerst über die Wade, dann über die Rückseite des Oberschenkels.

> Im Anschluss wiederholen Sie die gesamte Massage am rechten Bein.

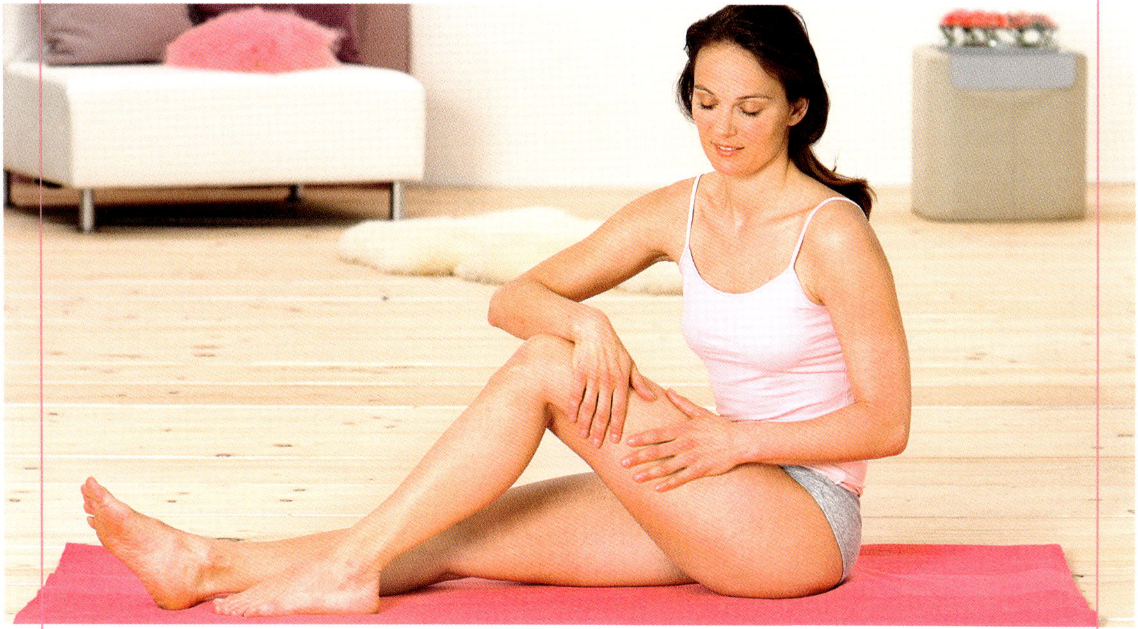

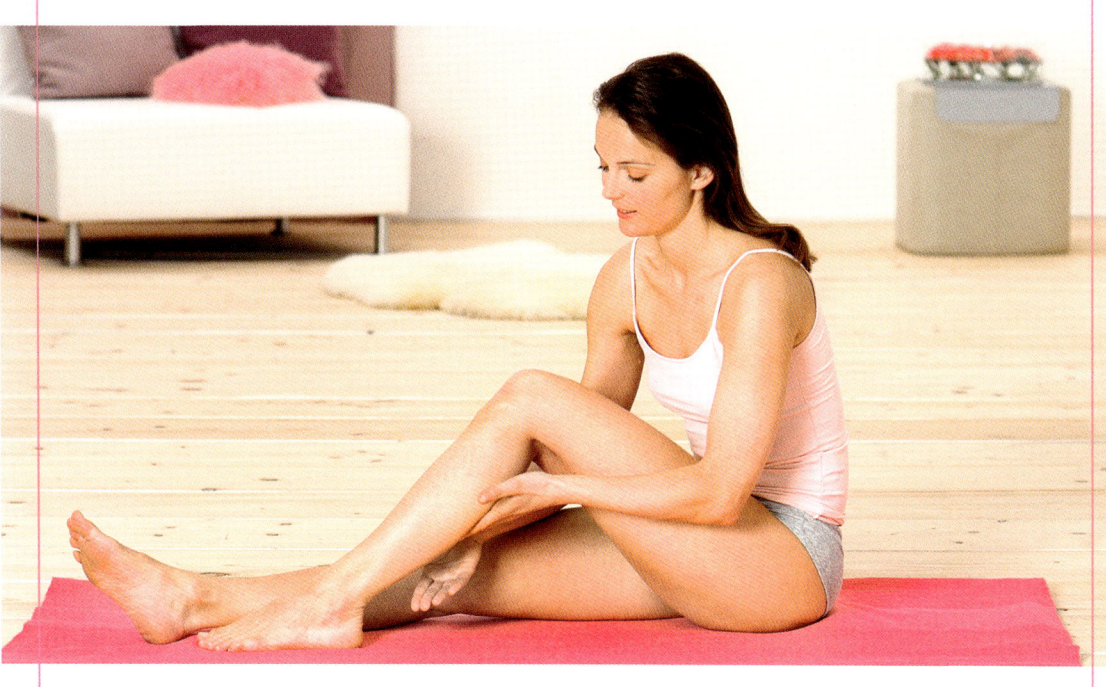

# Erotisierende Jasminmassage

### WAS ZEICHNET DIESE MASSAGE AUS?

In Asien wird Jasminöl schon seit Jahrtausenden wegen seiner sinnlichen, erotisierenden Wirkung verwendet. Es hebt die Stimmung und hilft, Hemmungen und Ängste zu überwinden.

### SO WIRD'S GEMACHT

Diese Massage entfaltet ihre Wirkung besonders gut, wenn sie in einer passenden Atmosphäre stattfindet:

**Zeitaufwand:** etwa 7 Minuten
**Selbstbehandlung:** nein
**Partnerbehandlung:** ja
**Massageöl:** 4 Esslöffel Mandelöl mit 3 Tropfen ätherischem Jasminöl mischen, Allergietest (Seite 21)
**Bitte beachten!** Nicht in der Schwangerschaft!
**Sonstiges:** Öl ganz einmassieren oder abduschen
**Wirkungen:** anregend und erotisierend

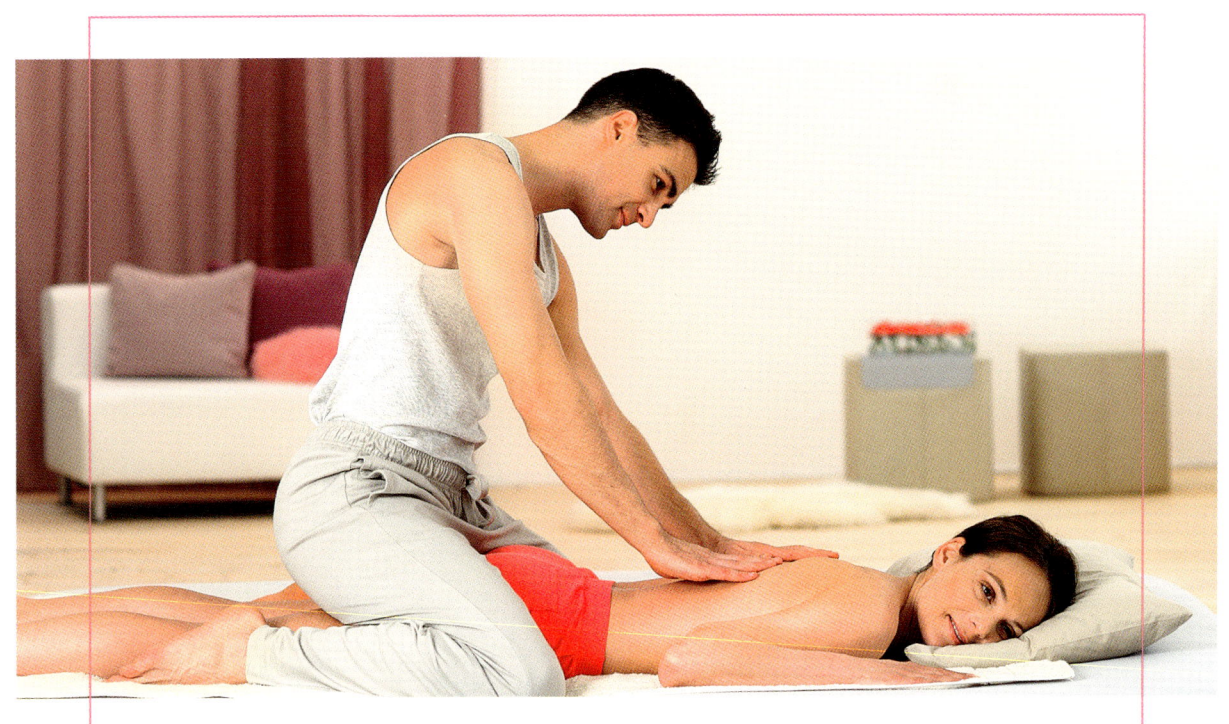

bei gedämpftem Licht, schöner Musik, bequemen Kissen und in absoluter Ungestörtheit. Auch kann es nicht schaden, wenn Sie nach der Massage nicht gleich zum nächsten Termin eilen müssen ...

Der Massierte streckt sich auf dem Bauch aus, die Arme können unter dem Kopf oder neben dem Körper liegen. Knien Sie sich auf Höhe seines Pos neben oder über ihn.

> Wärmen Sie das Massageöl kurz in Ihren Händen an. Dann gießen oder tropfen Sie eine großzügige Portion auf die Mitte des Rückens.

> Verstreichen Sie das Öl mit flachen Händen in großen Kreisen auf dem Rücken (Foto Seite 104).

> Zuletzt verstreichen Sie es mit den Fingerspitzen auch auf dem Nacken und ganz zart auf die empfindsamen Seiten des Halses – hier kann der Jasminduft seine Wirkung besonders gut entfalten.

> Als Nächstes spreizen Sie Ihre Finger und massieren mit den Fingerspitzen in kleinen Kreisen Nacken und Haaransatz (Foto unten). Dabei keinen Druck ausüben, da leichte Berührungen wesentlich mehr Prickeln auslösen als kräftiges Kneten.

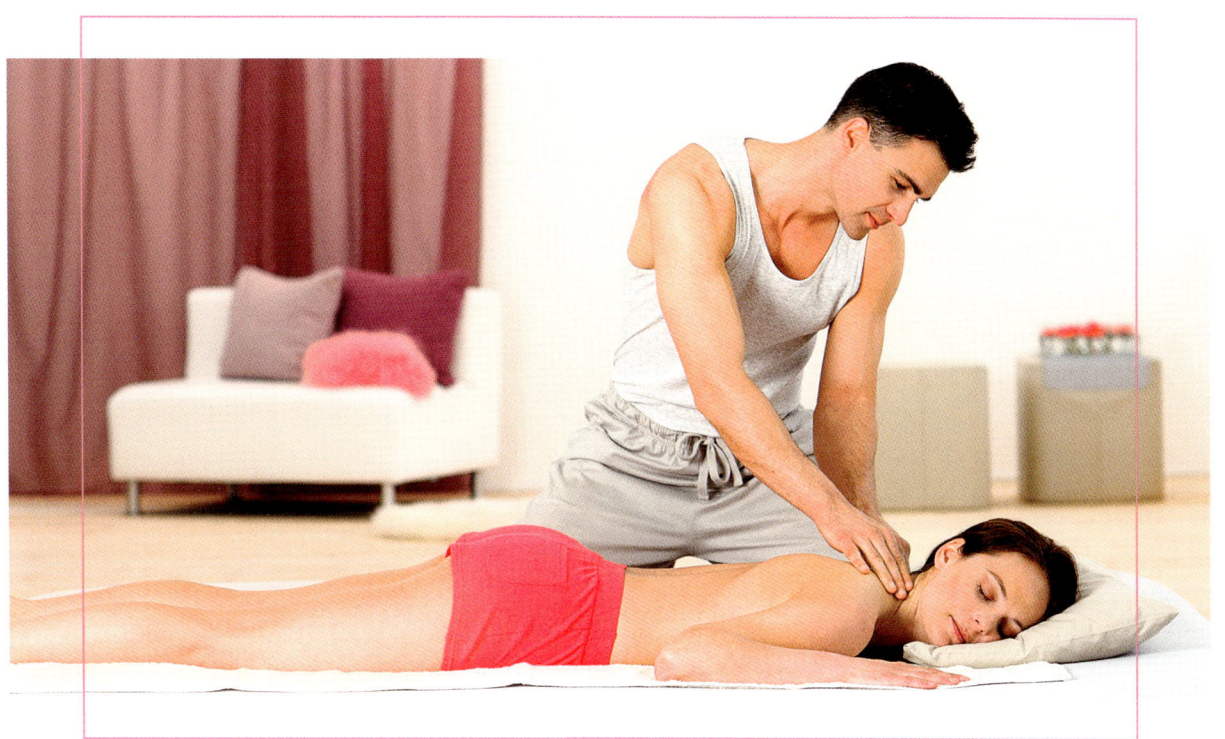

> Lassen Sie dann Ihre Fingerspitzen sanft in Schlangenlinien entlang der Wirbelsäule in Richtung Po gleiten.

> Wiederholen Sie diese Bewegung einige Male, und dehnen Sie die Wellen immer weiter aus.

> Setzen Sie sich nun neben die Beine Ihres Partners und setzen Sie die Bewegung vom Kreuz aus über die Pobacken und die Rückseite der Oberschenkel bis zu den Kniekehlen fort.

> Geben Sie wieder Massageöl in Ihre Hände und umfassen Sie mit beiden Händen die Außenseiten der Schenkel. Massieren Sie sie mit knetenden Bewegungen bis hoch zu den Hüften (Foto unten). Nun können Sie auch die Pobacken kräftig zwischen Ihren Daumen und Fingern kneten.

> Bitten Sie Ihren Partner dann, sich auf den Rücken zu legen. Knien Sie sich hinter seinen Kopf, dieser kann auf oder zwischen Ihren Knien ruhen.

> Gießen Sie reichlich Massageöl in Ihre Hände, und verstreichen Sie es von der Mitte der Brust aus zuerst nach oben zu den Schultern, dann zu den Körperseiten und schließlich zum Bauch.

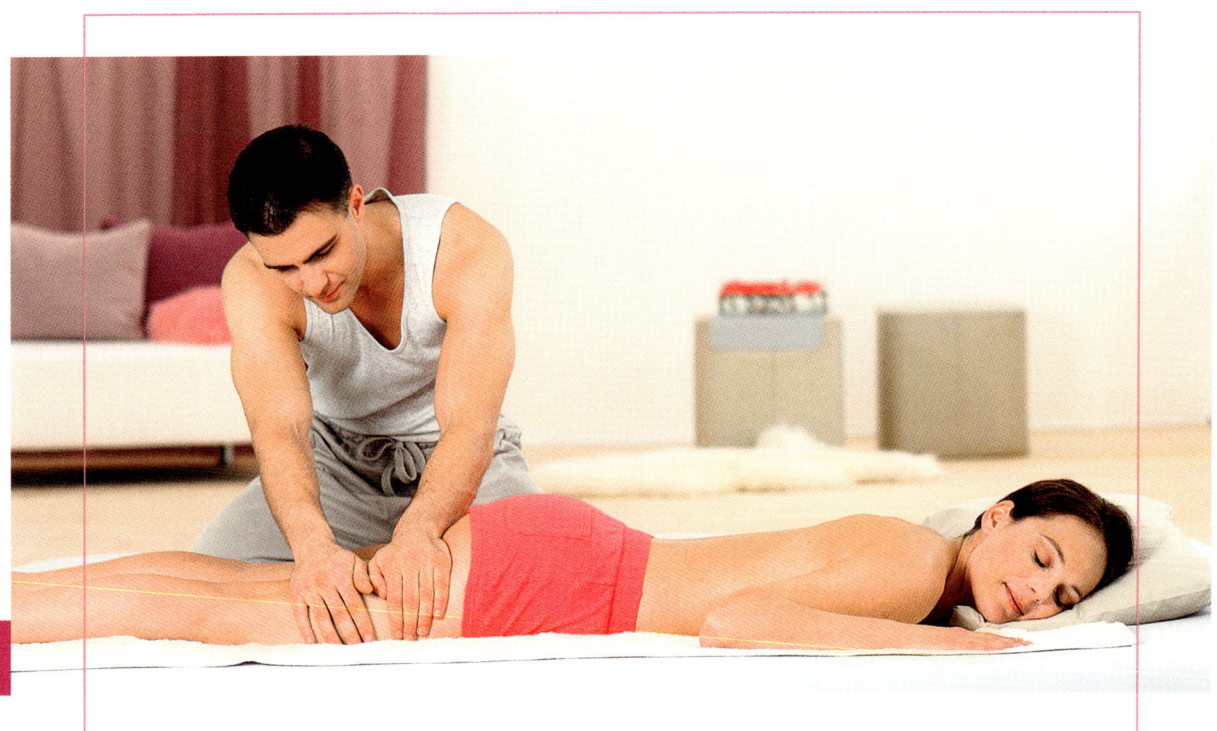

> Legen Sie Ihre Hände flach nebeneinander auf Höhe der Schlüsselbeine auf den Brustkorb Ihres Partners.

> Nun beginnen Sie mit der Massage des Bauchs: Streichen Sie gleichzeitig mit beiden Händen in großen Kreisen nach unten und außen zu den Körperseiten und wieder zurück zur Körpermitte (Foto unten).

> Lassen Sie Ihre Hände bei diesem Kreisen immer weiter in Richtung Bauch wandern, so weit Sie kommen.

> Üben Sie nur geringen Druck aus, und lassen Sie Ihre Hände behutsam den Konturen des Körpers folgen.

> Zum Abschluss dieser erotisierenden Massage legen Sie Ihre Hände nochmals auf dem oberen Brustkorb nebeneinander.

> Streichen Sie Brust und Bauch in einer langen, geraden Linie aus, so weit Ihre Hände kommen. Dort lassen Sie die Hände auseinandergleiten und ziehen sie federleicht über die Körperseiten zurück zum Ausgangspunkt.

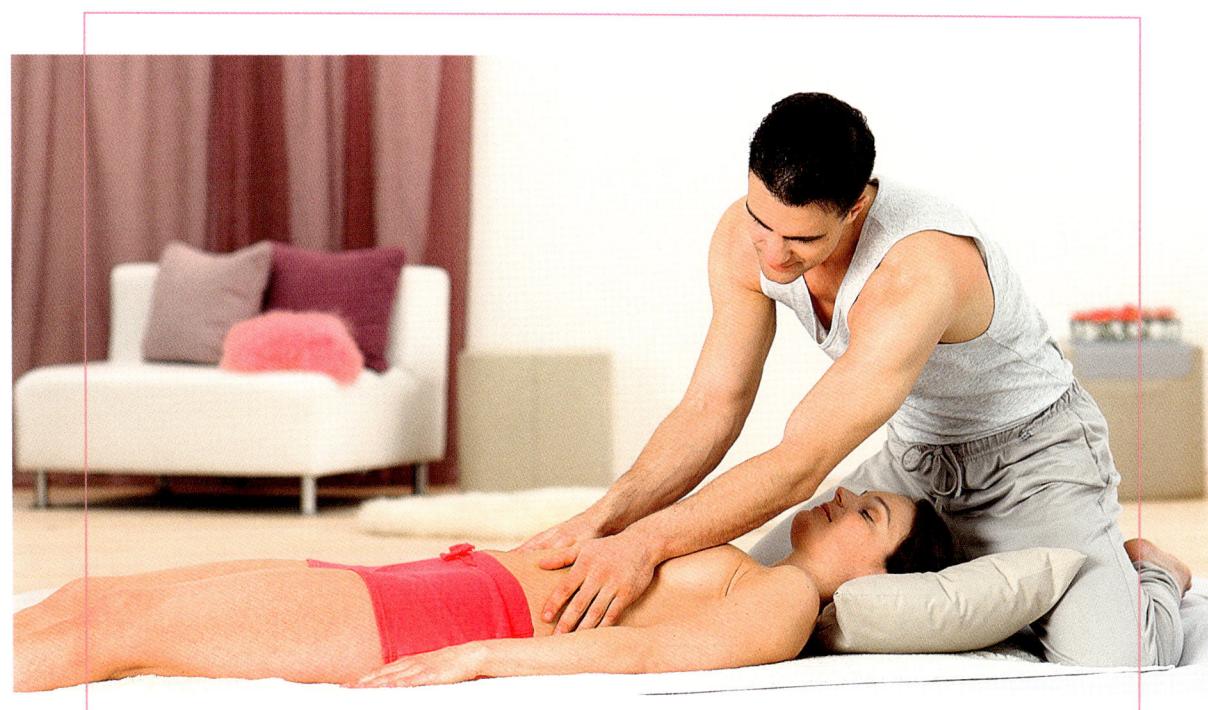

# Salz-Peeling-Massage

### WAS ZEICHNET DIESE MASSAGE AUS?

Diese Salz-Peeling-Massage ist ein einfacher und natürlicher Ersatz für fertige Peelings, die die Haut

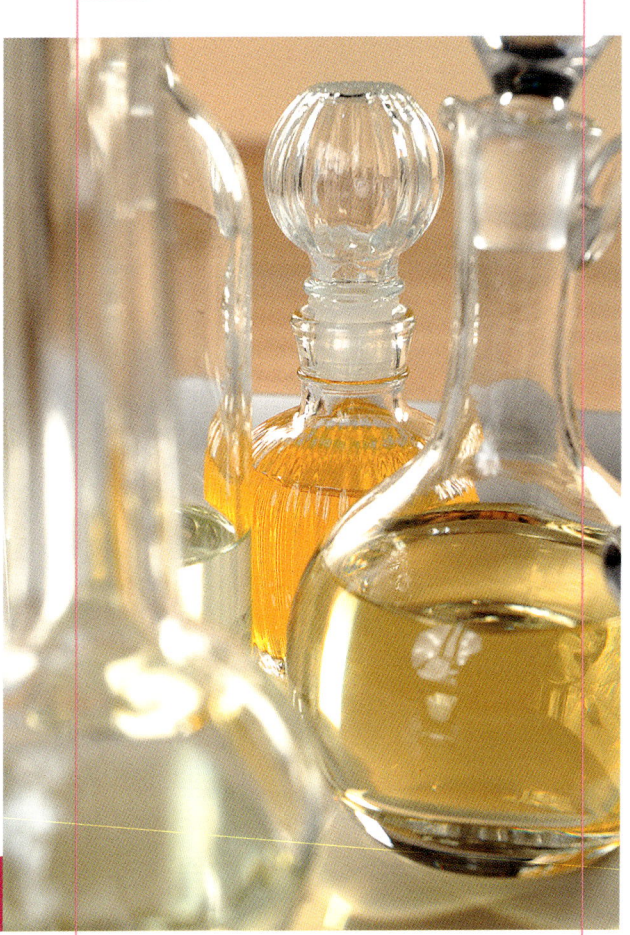

**Zeitaufwand:** etwa 3 Minuten
**Selbstbehandlung:** ja
**Partnerbehandlung:** ja
**Massageöl:** 1 Teelöffel Meersalz mit 2 Teelöffel Sesamöl mischen
**Bitte beachten!** Augenpartie großzügig aussparen, nicht öfter als 2-mal pro Monat durchführen
**Wirkungen:** befreit die Haut von Schmutz und Hautschüppchen

manchmal mit unnötigen Zusatzstoffen belasten. Sie verbindet eine wohltuende Gesichtsmassage mit einer Extra-Portion Schönheitspflege. Da der Peeling-Effekt intensiv ist, sollten Sie die Salz-Peeling-Massage nicht zu häufig durchführen - bei dünner, sensibler Haut genügt 1-mal pro Monat.

Die Peeling-Mischung aus Salz und Öl können Sie zusätzlich zur Gesichtsmassage auch einmal monatlich für ein Peeling an Armen und Beinen einsetzen. Wie bei allen Peelings sollten Sie auch hier darauf achten, die Mischung nicht auf verletzte oder gereizte Haut aufzutragen. Raue Haut an den Fußsohlen oder Ellbogen dürfen Sie auch 2-mal im Monat damit behandeln, so wird sie schnell wieder weich und zart.

## SO WIRD'S GEMACHT

Mischen Sie das Salz und das Öl in einer kleinen Schüssel, und rühren Sie es während der Massage immer wieder durch, damit sich das Salz nicht am Boden absetzt.

Sie können die Salz-Peeling-Massage im Sitzen oder im Liegen durchführen. Streichen Sie mit den Fingern nur flach über die Haut – Druck ist bei dieser Art von Massage nicht nötig.

> Tauchen Sie Ihre Finger in die Salz-Öl-Mischung, und beginnen Sie auf den Wangen. Tragen Sie die Mischung in kleinen Kreisen erst auf die eine, dann auf die andere Wange auf, und verreiben Sie sie sanft von der Nase bis zu den Ohren.

> Tragen Sie die Peeling-Mischung auf der Stirn auf und massieren diese mit den Fingerspitzen in großen Kreisen von den Augenbrauen bis zum Haaransatz.

> Tauchen Sie dann zuerst nur den Zeigefinger in die Mischung, und tragen Sie sie in kleinen Kreisen auf der Nase auf, besonders auf den Nasenflügeln.

> Zuletzt massieren Sie mit der Peeling-Mischung vom Kinn aus in Kreisen über den Unterkiefer zu den Ohren. Beziehen Sie auch den Bereich unterhalb des Kinns in die Massage mit ein.

> Danach spülen Sie die Salz-Öl-Mischung vorsichtig mit warmem Wasser ab, sodass ein leichter, pflegender Ölfilm auf der Haut zurückbleibt.

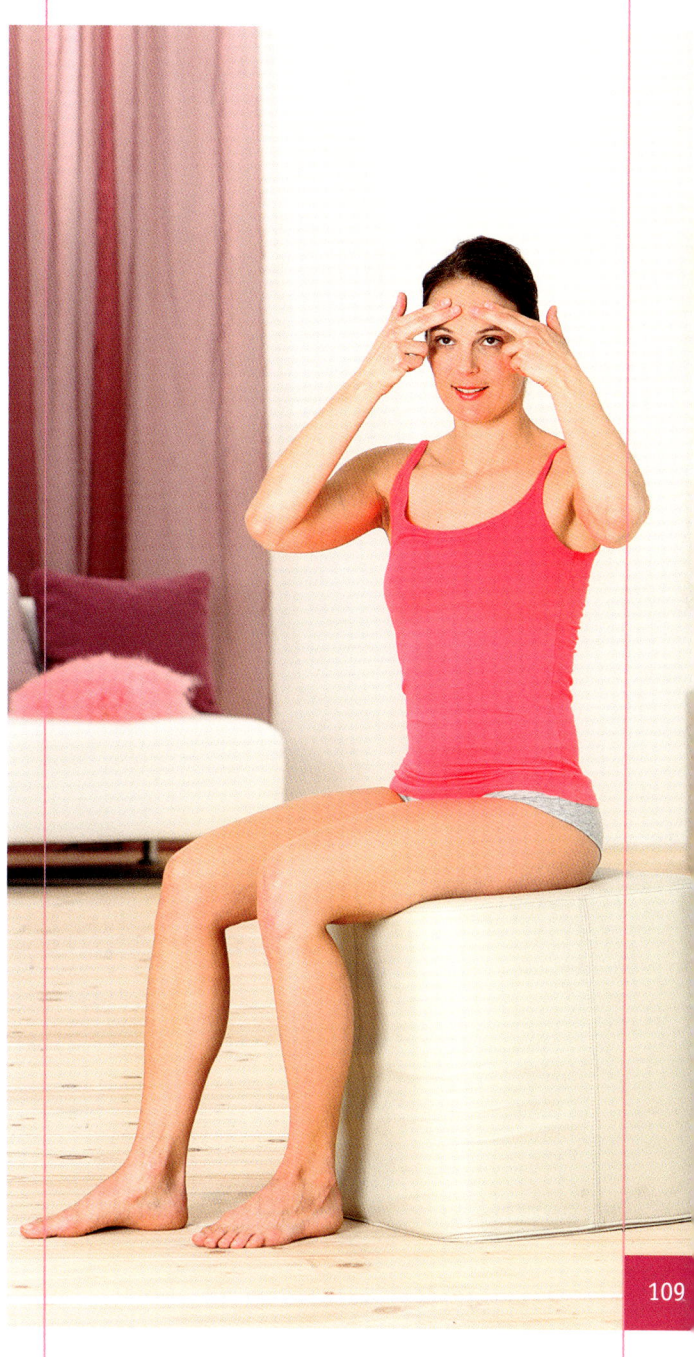

# Milch-Honig-Massage

### WAS ZEICHNET DIESE MASSAGE AUS?

In Milch und Honig zu baden ist nicht die einzige Möglichkeit, wie Sie die pflegenden Wirkstoffe dieser beiden Naturwunder auf Ihre Haut bringen können: Eine kurze Massage ist ebenso gut, und sie geht viel schneller. So können Sie sich zum Beispiel schon morgens vor dem Duschen eine wunderbare kleine Wohlfühl-Massage mit Extra-Effekt gönnen.

### SO WIRD'S GEMACHT

Die Milch-Honig-Massage führen Sie am besten im Sitzen durch. Nehmen Sie die Dickmilch vor dem Mischen rechtzeitig aus dem Kühlschrank, damit sie nicht zu kalt ist, und wärmen Sie die fertige Mischung leicht in Ihren Händen an, bevor Sie sie auftragen.

> Geben Sie etwas Milch-Honig-Mischung in Ihre Handfläche und beginnen Sie mit der Massage am Oberschenkel: Tragen Sie die Mischung in kleinen Kreisen bis zum Knie rings um das Bein auf, und massieren Sie sie sanft in die Haut ein.

**Zeitaufwand:** etwa 5 Minuten
**Selbstbehandlung:** ja
**Partnerbehandlung:** ja
**Massageöl:** 2 Esslöffel Dickmilch mit 1 Esslöffel (kalt geschleudertem) Honig mischen
**Sonstiges:** nach der Massage mit warmem Wasser abduschen
**Wirkungen:** pflegt die Haut, macht sie samtig und zart

> Dann massieren Sie mit etwas weniger Mischung auf dieselbe Weise den Unterschenkel vom Knöchel bis zum Knie.
> Wiederholen Sie die Massage am anderen Bein.
> Als Nächstes massieren Sie die Arme: Tragen Sie die Mischung wieder in kleinen Kreisen mit den Fingern auf die Haut auf.
> Beginnen Sie am Oberarm, und massieren Sie den gesamten Bereich zwischen Schulter und Ellbogen.
> Danach massieren Sie auf dieselbe Weise vom Ellbogen bis zum Handgelenk und wiederholen das Ganze im Anschluss am anderen Arm.

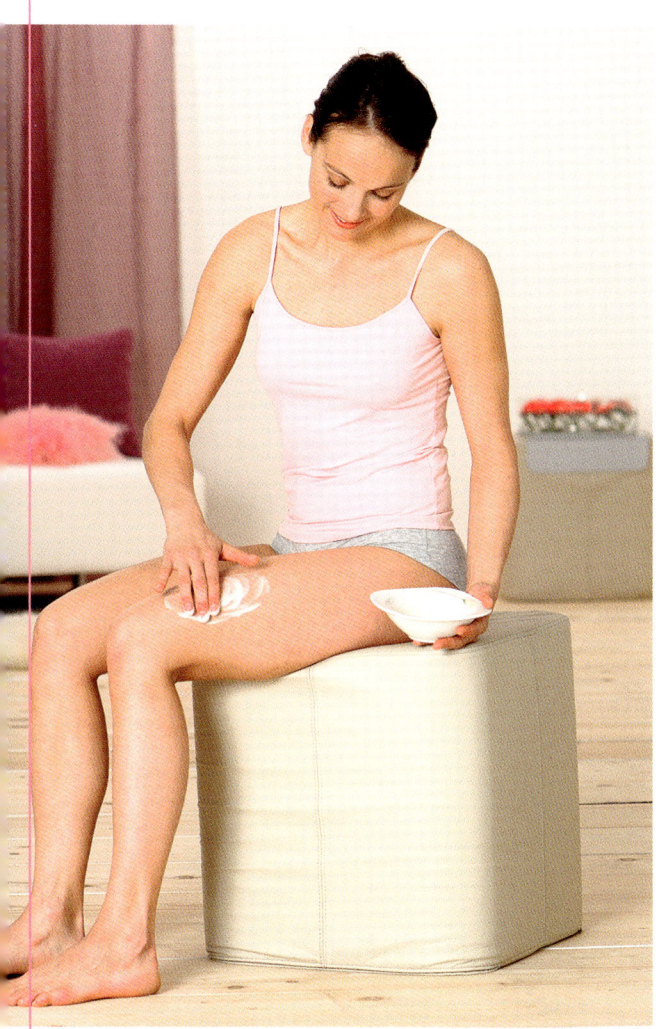
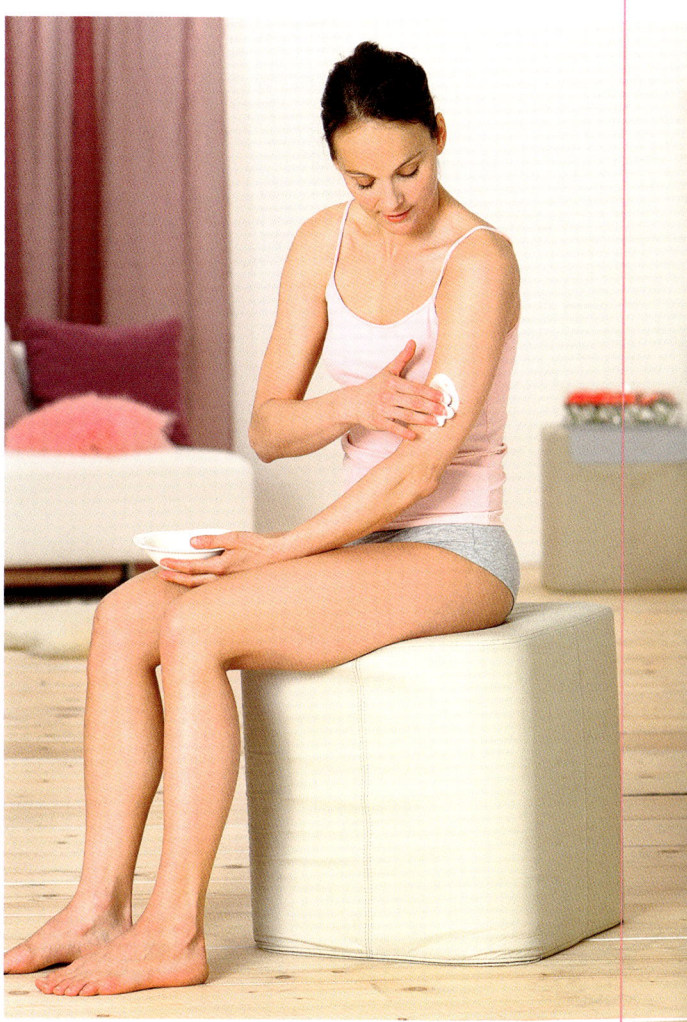

# Ayurveda-Minimassage

## WAS ZEICHNET DIESE MASSAGE AUS?

Die Wurzeln der indischen Gesundheitslehre Ayurveda reichen über Jahrtausende zurück. Durch die Arbeit unzähliger Heiler ist im Laufe der Zeit ein umfassendes Therapiesystem für Körper, Seele und Geist entstanden. Noch wichtiger als die Behandlung von Beschwerden ist im Ayurveda die Gesundheitsvorsorge: Ernährungsregeln, Körperübungen und Massagen werden jeweils für verschiedene Persönlichkeitstypen (Doshas) individuell abgestimmt. Dadurch sollen Gesundheit und Wohlbefinden so gestärkt werden, dass Beschwerden gar nicht erst auftreten.

Die Ganzkörpermassage mit Sesamöl ist im Ayurveda besonders wichtig. Sesamöl wird eine ausgesprochen nährende und ausgleichende Wirkung zugeschrieben, sodass es jedem Persönlichkeitstyp gerecht wird. Die Massage selbst dient vor allem dazu, das Massageöl auf der Haut aufzutragen und sanft einzumassieren. Wichtiger als das Reiben oder Kneten ist die großzügige Verwendung von hochwertigem Öl.

## SO WIRD'S GEMACHT

Sowohl bei der Partner- als auch bei der Selbstbehandlung setzt sich der Massierte auf einen klei-

**Zeitaufwand:** etwa 10 Minuten
**Selbstbehandlung:** ja
**Partnerbehandlung:** ja
**Massageöl:** 4 Esslöffel Sesamöl, im Wasserbad auf Körpertemperatur erwärmt
**Sonstiges:** nach der Massage Ölreste abduschen und Haare waschen
**Wirkungen:** ausgleichend und stärkend, beruhigt bei Unruhe, Reizbarkeit oder Niedergeschlagenheit

nen Hocker oder ein dickes Kissen. Legen Sie ein großes, dickes Handtuch unter, da sich Ölspritzer kaum vermeiden lassen.

> Gießen Sie zuerste immer etwas erwärmtes Massageöl auf Ihre Handfläche, um die Temperatur zu überprüfen. Geben Sie es dann vorsichtig auf den höchsten Punkt des Kopfes. Verstreichen Sie das Öl behutsam mit den Handflächen, und massieren sie in kleinen Kreisen die gesamte Kopfhaut.

> Dann streichen Sie mit den Fingerkuppen das Gesicht aus, stets von der Mittellinie zu den Ohren: zuerst die Stirn, dann die Wangen (Foto Seite 113 links) und zuletzt Kinn und Kiefer.

> Geben Sie wieder etwas Öl in Ihre Hände, und streichen Sie von den Ohren über den Hals und die Schultern (Foto Seite 113 rechts).

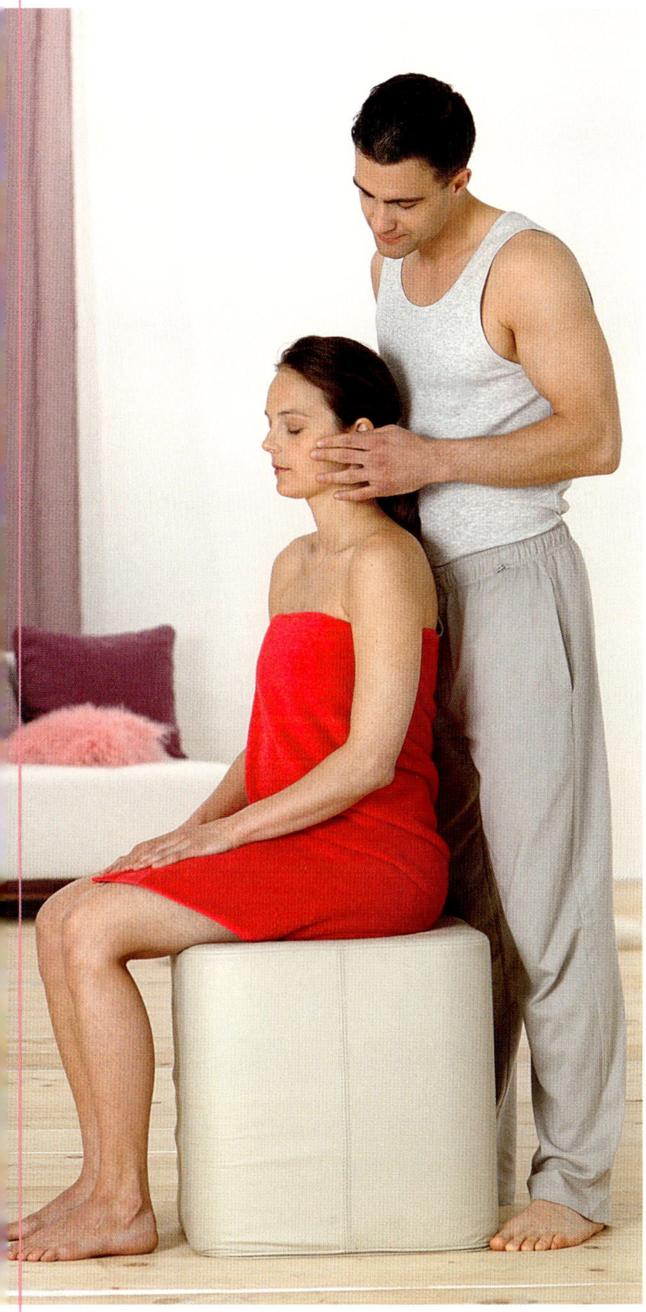

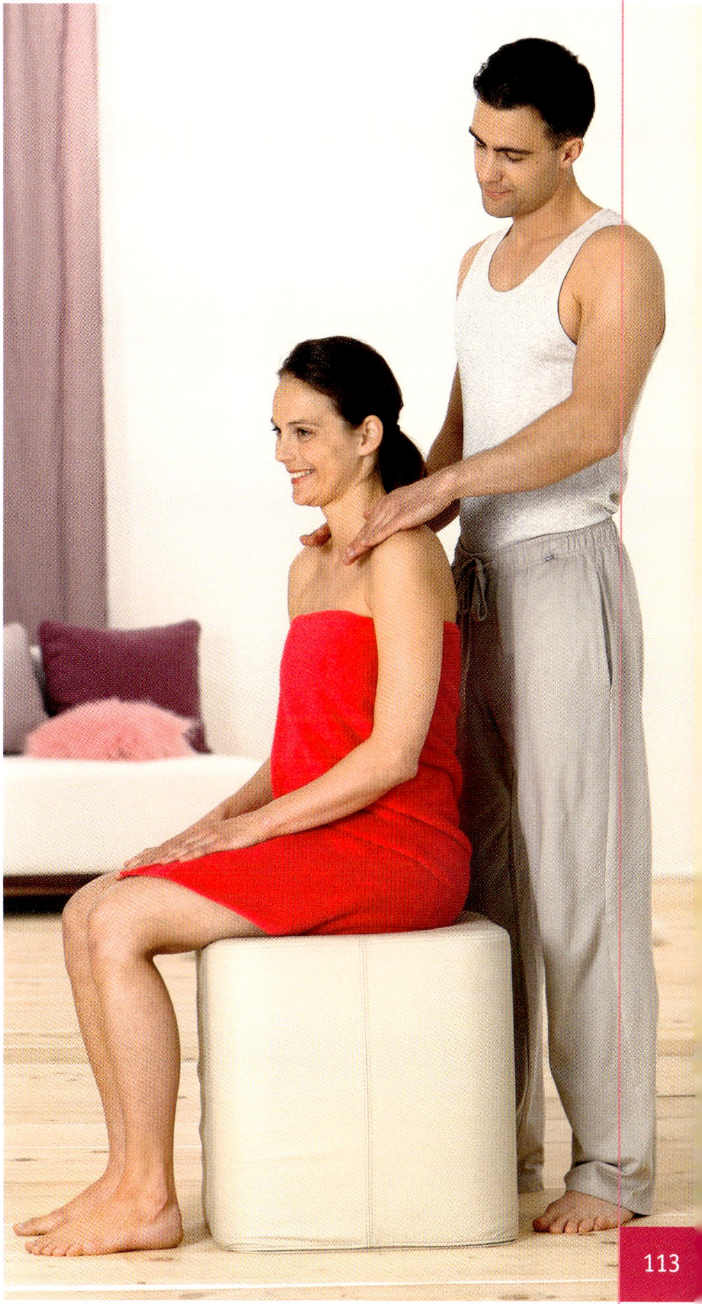

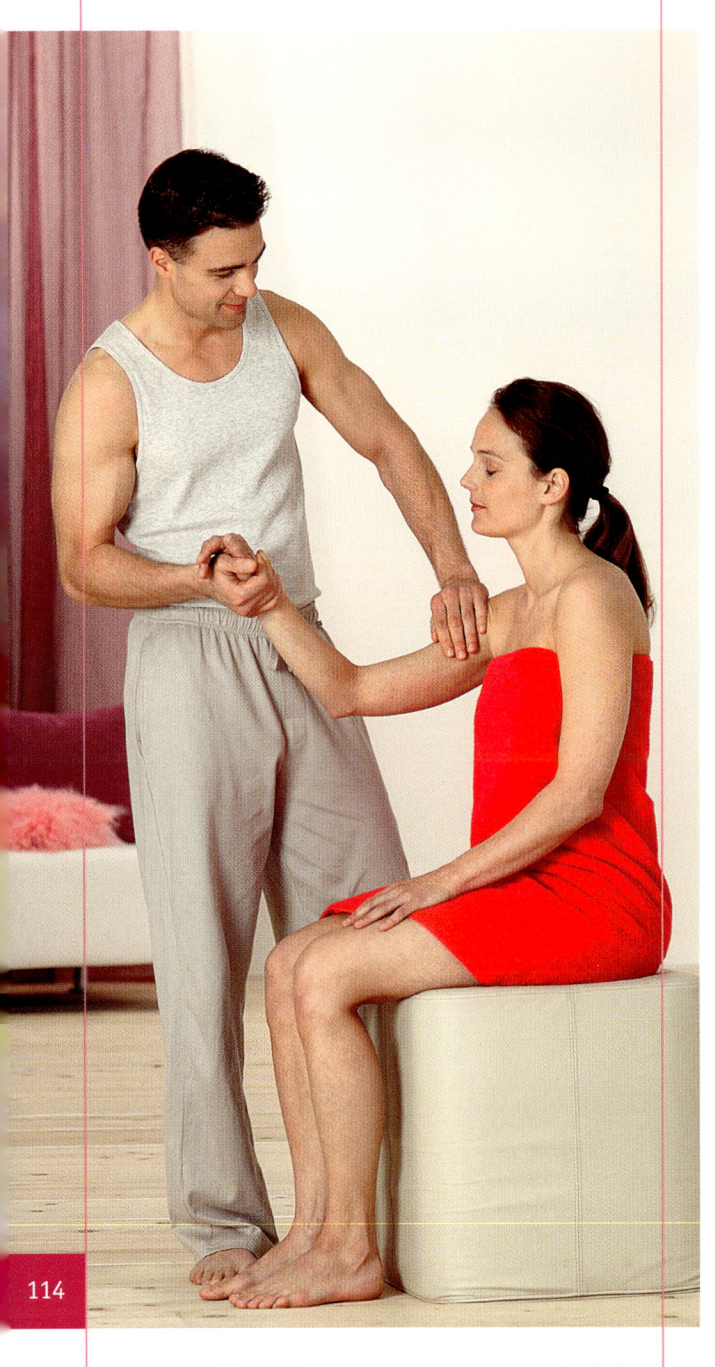

> Streichen Sie den Nacken vom Haaransatz zu den Schultern aus, und lassen Sie Ihre flachen Hände sanft im Wechsel über die Kehle gleiten. Dann streichen Sie von der Brust zu den Schultern, erst auf der einen, dann auf der anderen Körperseite.

> Als nächstes massieren Sie die Arme: Geben Sie etwas Öl in Ihre Handfläche, umfassen Sie das Handgelenk und streichen Sie in langen Bahnen zwischen Handgelenk und Schulter auf und ab – zuerst am linken, dann am rechten Arm (Foto links).

> Danach werden der Rücken und der Bauch mit kreisenden Bewegungen der flachen Hände eingeölt. Bei der Selbstmassage sollten Sie sich dabei nicht unnötig verrenken: Es genügt, wenn Sie die untere Hälfte des Rückens gut einölen.

> Jetzt werden die Beine massiert: Geben Sie wieder Öl in Ihre Hände und umfassen Sie mit beiden Händen den linken Knöchel. Lassen Sie Ihre Hände gleichzeitig bis über das Knie auf- und abgleiten und sich um den Unterschenkel drehen, um jedes Stückchen Haut mit Öl zu bedecken (Foto rechts).

> Setzen Sie die Massage am Oberschenkel fort. Dabei liegen die Hände nebeneinander, und eine folgt der andere beim Auf- und Abstreichen. Streichen Sie rund um den Oberschenkel, und beziehen Sie an der Rückseite auch den Po mit ein.

> Massieren Sie auf diese Weise zuerst das linke und dann das rechte Bein.

> Zuletzt massieren Sie mit dem restlichen Massageöl noch Füße und Hände – entweder Ihre eigenen oder die Ihres Partners. Streichen Sie die Füße zwischen Ihren Handflächen aus und schieben Sie Ihre Finger auch zwischen die Zehen. Dann streichen Sie Handfläche und Handrücken aus, gleiten mit den Fingern in die Fingerzwischenräume und ziehen die Finger bis zu den Spitzen aus.

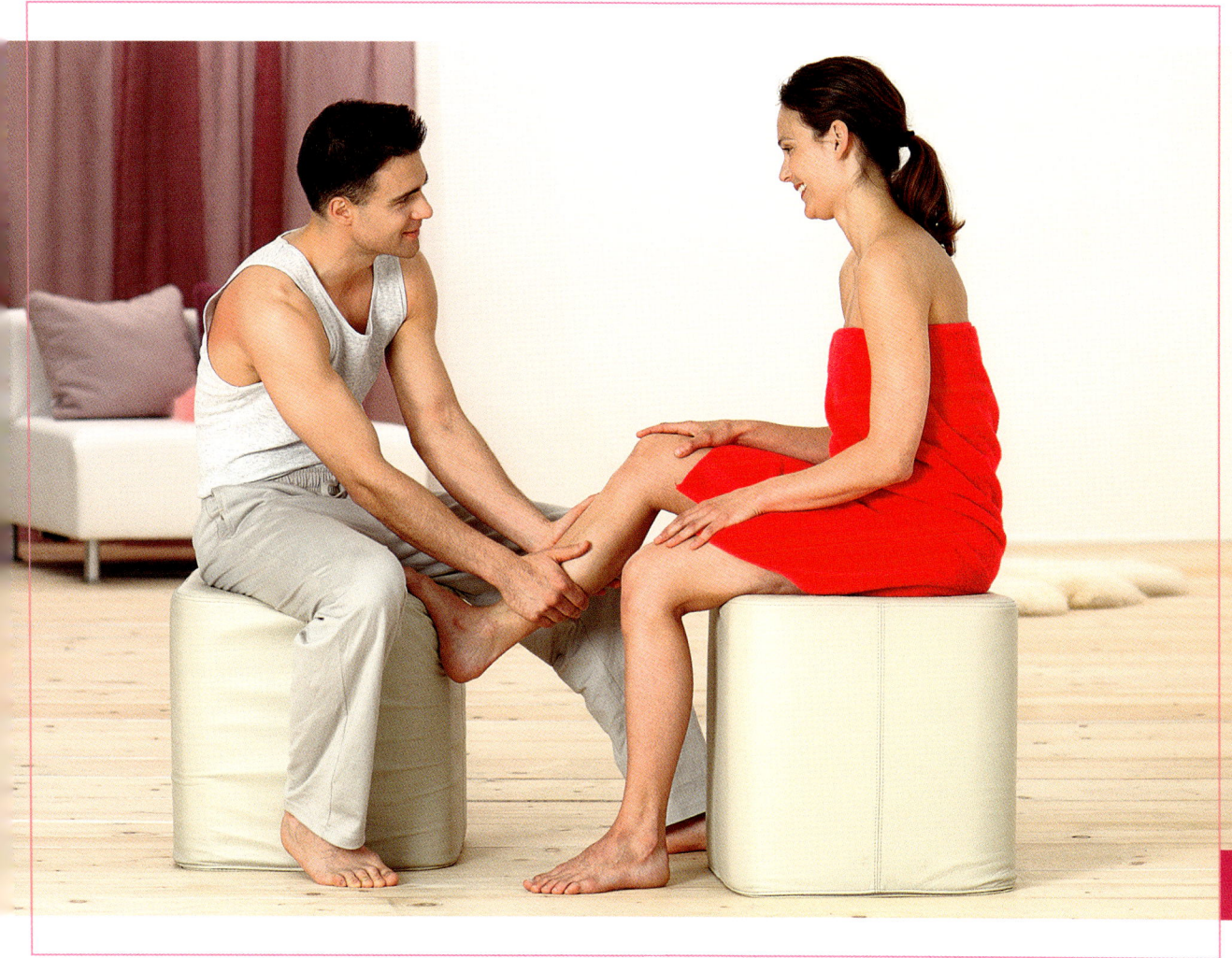

# Blitzmassage für den Po

### WAS ZEICHNET DIESE MASSAGE AUS?

Spätestens nach drei Stunden ununterbrochenem Sitzen ist diese Blitzmassage eine wahre Wohltat: Sie lockert die gequälten Pomuskeln und verhindert, dass sie völlig ihre runden Formen verlieren … Gönnen Sie deshalb auch dem am häufigsten vernachlässigten Körperteil von Zeit zu Zeit eine entspannende Massage!

### SO WIRD'S GEMACHT

Ganz klar – für die Pomassage muss sich der Massierte auf den Bauch legen. Wer seinen Po nicht fremden Händen anvertrauen will, macht genau dasselbe: Ein stützendes Kissen unter Brust und Kopf kann dabei helfen, besser an den Po heranzukommen. Sie können die Massage auch mit leichter Bekleidung durchführen, dann entfällt jedoch die unterstützende Wirkung des Massageöls.

> Sofern Sie auf nackter Haut massieren, verteilen Sie das Massageöl zwischen Ihren Handflächen und streichen Sie mit flachen Händen einige Male von oben nach unten über den Po und wieder zurück. Ansonsten führen Sie diese Bewegung ohne Massageöl aus.

> Streichen Sie dabei jedes Mal etwas kräftiger – der Druck sollte angenehm, aber fest sein.

**Zeitaufwand:** etwa 2 Minuten
**Selbstbehandlung:** ja (wenn Sie gelenkig sind)
**Partnerbehandlung:** ja
**Massageöl:** ohne Öl oder 2 Teelöffel Jojobaöl mit 1 Tropfen ätherischem Orangenöl mischen, Allergietest (Seite 21)
**Sonstiges:** Öl ganz einmassieren oder abduschen
**Wirkungen:** regt die Durchblutung an, mildert Cellulite

> Legen Sie die flachen Hände auf die Pobacken und streichen Sie mit beiden Händen gleichzeitig in großen Kreisen über die Pomuskeln.

> Kreisen Sie auf diese Weise zuerst mehrere Male nach innen, danach kreisen Sie ebenso oft nach außen.

> Dann kneten Sie die Pobacken in geraden Bahnen von oben nach unten zwischen den Daumen und Fingern kräftig durch.

> Die Muskeln in diesem Bereich vertragen etwas stärkeren Druck – oft wird die Massage dadurch erst richtig wohltuend. Fragen Sie im Zweifelsfall Ihren Partner, wie fest Sie kneten dürfen und sollen. Zum Abschluss stellen Sie Ihre gespreizten Finger in steilem Winkel auf die Haut und lassen sie mit schnellen, kleinen Kreisbewegungen darüber »wandern«.

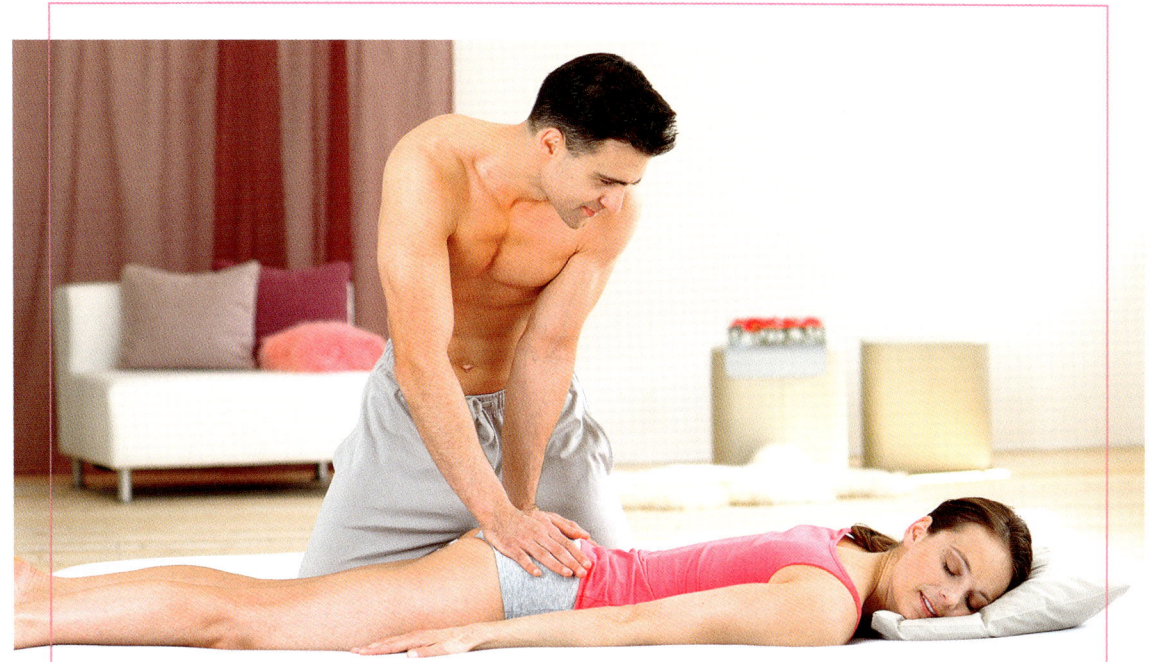

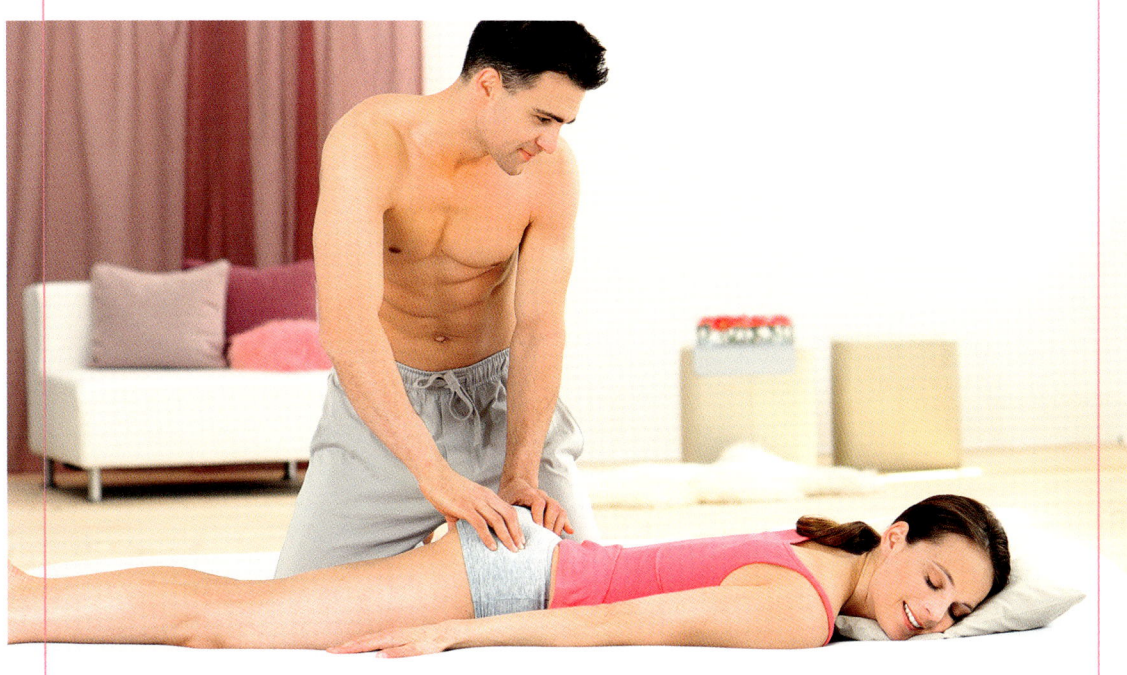

# Klopfmassage-Quickie

### WAS ZEICHNET DIESE MASSAGE AUS?

Bei der Klopfmassage wird auf das klassische Kneten und Drücken völlig verzichtet. Dafür klopfen Sie mit den Spitzen von Zeige- und Mittelfinger sanft, aber in schnellem Rhythmus auf die Haut. Dies erzeugt Schwingungen im Gewebe, die den Stoffwechsel aktivieren und Blockaden und Verspannungen beseitigen.

### SO WIRD'S GEMACHT

Die Klopfmassage wird im Sitzen durchgeführt, wobei Sie aufrecht sitzen sollten.

Bei der Partnermassage ruhen die Hände des Massierten locker auf den Oberschenkeln.

> Beginnen Sie auf der Brust: Klopfen Sie behutsam von der Mitte der Brust aus langsam über das Brustbein nach oben bis zu dessen oberem Rand. Dann klopfen Sie mit beiden Händen gleichzeitig vom oberen Rand des Brustbeins unterhalb der Schlüsselbeine entlang bis zu den Schultern.

> Als Nächstes klopfen Sie von der Mitte des linken Handrückens über die Außenseite des Unterarms, den Ellbogen und die Außenseite des Oberarms bis zum Schultergelenk.

> »Wandern« Sie auch dabei langsam über die Haut, damit sich die Schwingungen durch den ge-

**Zeitaufwand:** etwa 2 Minuten
**Selbstbehandlung:** ja
**Partnerbehandlung:** ja
**Massageöl:** ohne Öl
**Wirkungen:** anregend, vertreibt Anspannung und Müdigkeit

samten Arm verbreiten können (die Klopfbewegungen werden trotzdem schnell durchgeführt!).

> Wiederholen Sie die Klopfmassage am anderen Arm.

> Gehen Sie zurück zur linken Körperseite. Zuerst wird die Schulter mit Klopfen behandelt: Klopfen Sie im Zickzack langsam vom Schultergelenk bis zum Halsansatz. Führen Sie diese Klopfmassage auch auf der rechten Seite aus.

> Danach setzen Sie die Klopfmassage im Gesicht fort. Dabei klopfen Sie nur mit der Spitze der Mittelfinger und besonders sanft. Klopfen Sie entlang des Haaransatzes von der Mitte der Stirn bis zu den Ohren. Dann klopfen Sie von der Nasenwurzel über die Augenbrauen, um den Augenwinkel herum und entlang des Wangenknochens zurück bis zur Nase.

> Zum Abschluss gehen Sie wieder zum Ohr zurück und klopfen entlang der Kante des Unterkiefers bis zum Kinn.

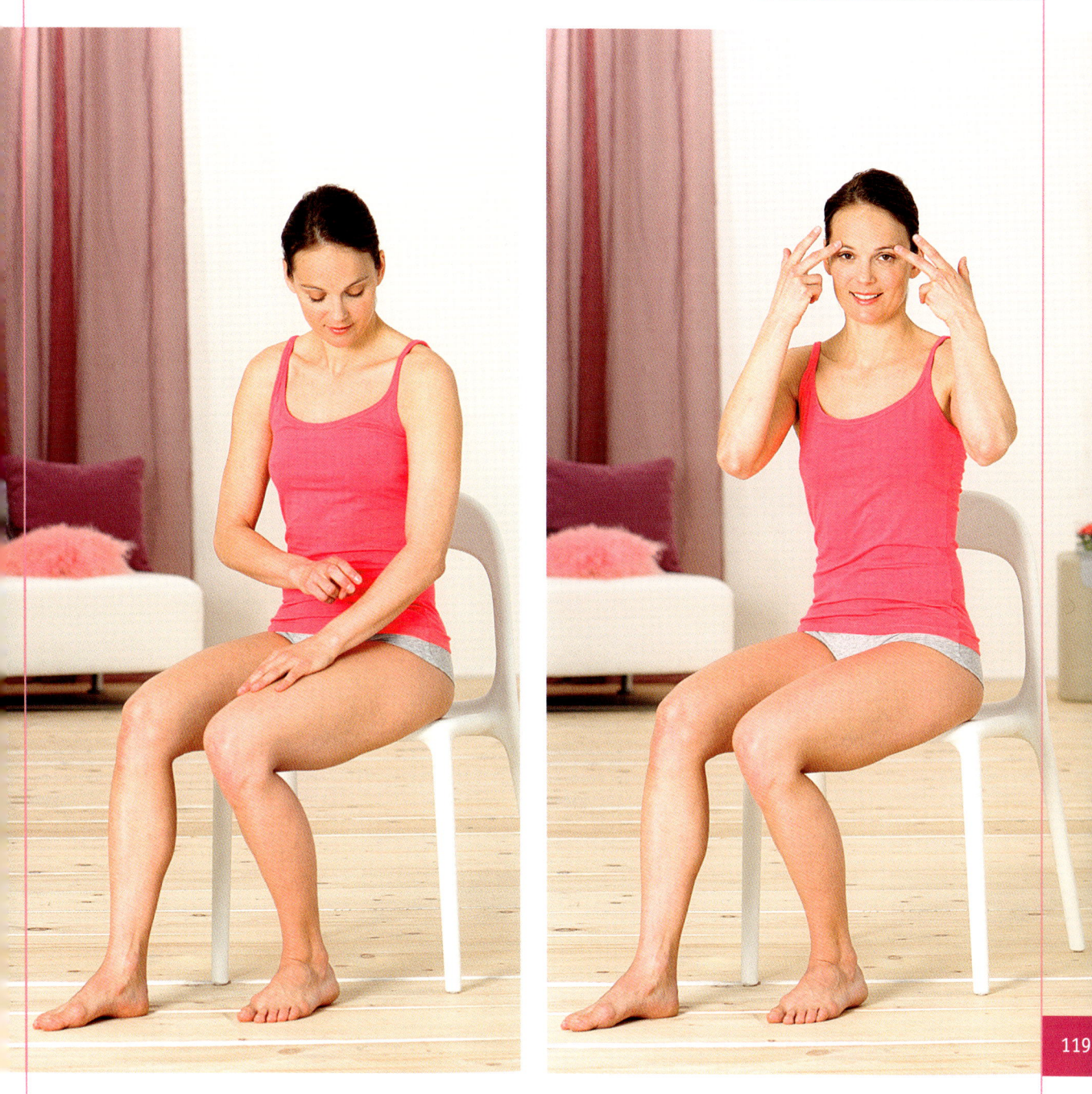

# Energie-Kick-Massage

### WAS ZEICHNET DIESE MASSAGE AUS?

Mit der Energie-Kick-Massage können Sie neue Energie tanken. Sie trägt dazu bei, dass sich Ihr Körper schnell von Belastungen erholt.

### SO WIRD'S GEMACHT

Der Massierte legt sich auf den Bauch. Da zuerst der Rücken und dann die Unterschenkel massiert werden, sollten Sie den Rest des Körpers so lange mit einem Handtuch oder einer Decke abdecken.

> Knien Sie sich neben den Rücken Ihres Partners, geben Sie etwas Massageöl in Ihre Hände und legen Sie sie über Kreuz links und rechts auf seine Schultern.

> Dann ziehen und schieben Sie Ihre Hände im Zickzack quer über den Rücken.

> Massieren Sie auf diese Weise von den Schultern bis zum unteren Rücken und wieder zurück.

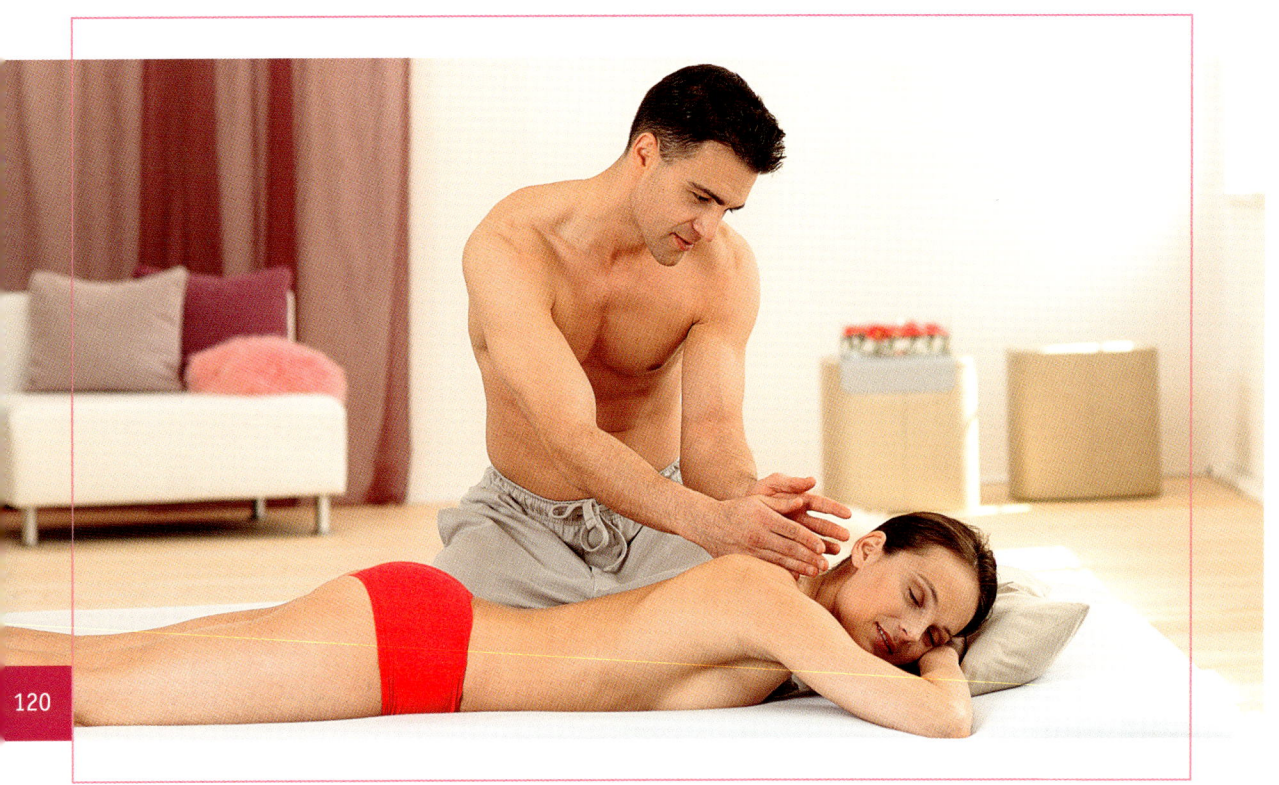

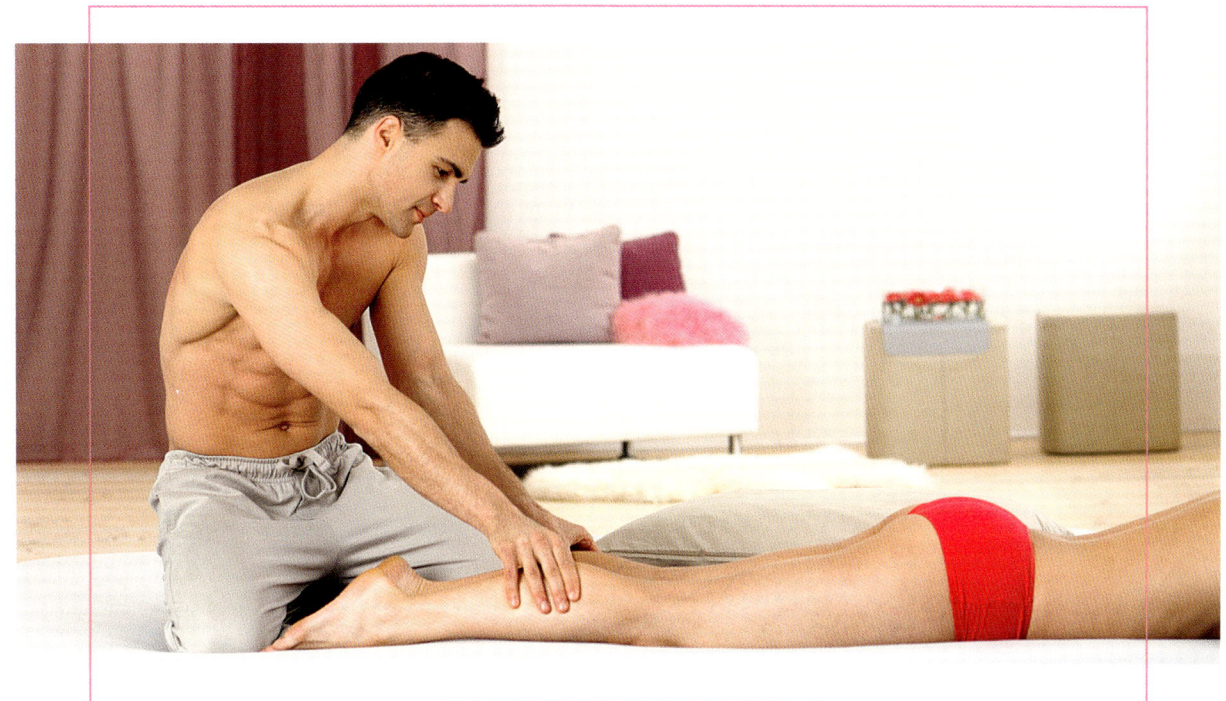

> Als Nächstes »hacken« Sie mit den Außenkanten Ihrer Hände über die Schultermuskeln. Lassen Sie Ihre Hände abwechselnd locker aus dem Handgelenk auf die Muskeln fallen. Massieren Sie in gleichmäßigem, schnellem Rhythmus von einer Seite zur anderen über beide Schultern – überspringen Sie aber die Wirbelsäule.

> Dann knien Sie sich vor die Füße Ihres Partners. Verreiben Sie etwas Massageöl in Ihren Handflächen und streichen Sie mit flachen Händen 3-mal an beiden Beinen gleichzeitig von den Fußgelenken über die Waden bis zur Kniekehle.

> Zuletzt legen Sie Ihre Hände oberhalb der Knöchel auf die Beine, fassen den Muskel zwischen Ih-

ren Fingern und Daumen und ziehen ihn mit leichtem Druck in die Höhe.

> Massieren Sie auf diese Weise die ganze Wade.

**Zeitaufwand:** etwa 5 Minuten
**Selbstbehandlung:** nein
**Partnerbehandlung:** ja
**Massageöl:** 1 Esslöffel Jojobaöl mit 3 Tropfen ätherischem Orangenöl mischen, Allergietest (Seite 21)
**Sonstiges:** Öl ganz einmassieren oder abduschen
**Wirkungen:** anregend und vitalisierend

# Kopfmassage-Genuss-Quickie

## WAS ZEICHNET DIESE MASSAGE AUS?

Diese kurze Kopfmassage ist ideal für Genießer – ob vor dem Zubettgehen oder zwischendurch, sie schenkt Entspannung und Wohlbefinden. Und das Beste ist, dass Sie sie fast überall sowohl allein als auch zu zweit durchführen können!

## SO WIRD'S GEMACHT

Die Massage lässt sich am einfachsten im Sitzen ausführen.

> Legen Sie die Fingerspitzen mit geschlossenen Fingern am Haaransatz auf die Mitte des Kopfes.

> Massieren Sie in einer spiralförmigen Bewegung mit sanftem Druck bis in den Nacken.

> Wiederholen Sie diese Bewegung immer wieder – jedes Mal etwas weiter seitlich bis zu den Ohren.

> Legen Sie die Fingerspitzen mit geschlossenen Fingern in den Nacken, und massieren Sie in kleinen Kreisen behutsam am Rand des Schädelknochens entlang.

> Streichen Sie mit gespreizten Fingern mit den Fingerkuppen mit leichtem Druck vom Haaransatz im Nacken bis zum höchsten Punkt des Kopfes.

> Wiederholen Sie diese Bewegung rings um den Kopf, bis Sie in der Mitte der Stirn angelangt sind.

> Zuletzt streichen Sie abwechselnd mit gespreizten Fingern durch die Haare und ziehen sie leicht vom Kopf weg. Arbeiten Sie sich auf diese Weise nach und nach über den gesamten Kopf.

**Zeitaufwand:** etwa 4 Minuten
**Selbstbehandlung:** ja
**Partnerbehandlung:** ja
**Massageöl:** ohne Öl
**Wirkungen:** beruhigend und entspannend, kann Kopfschmerzen lindern

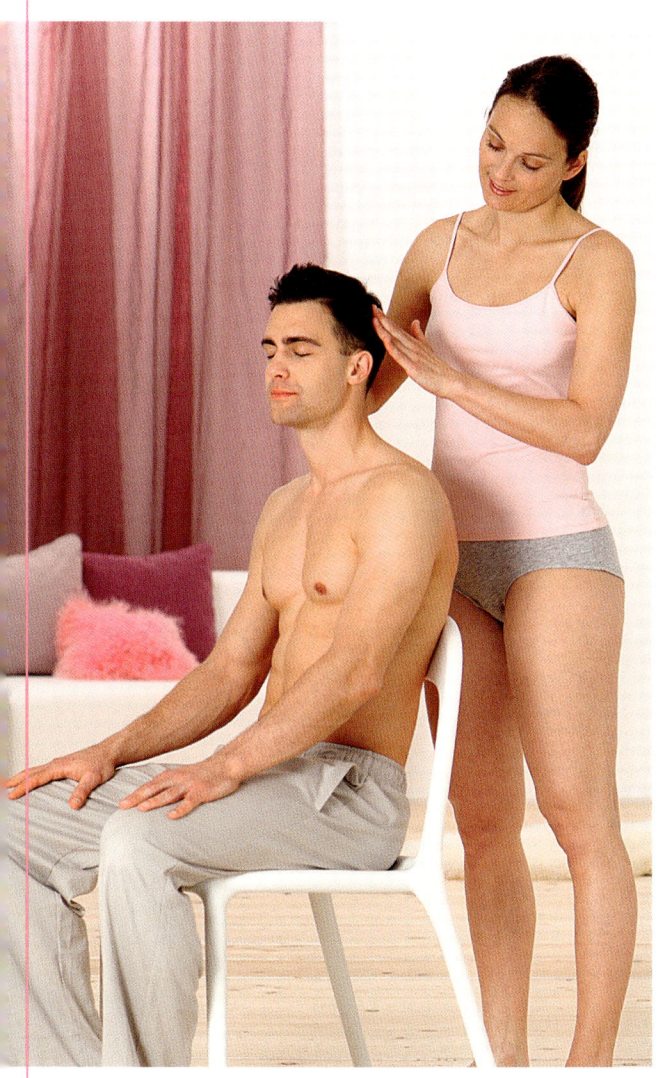
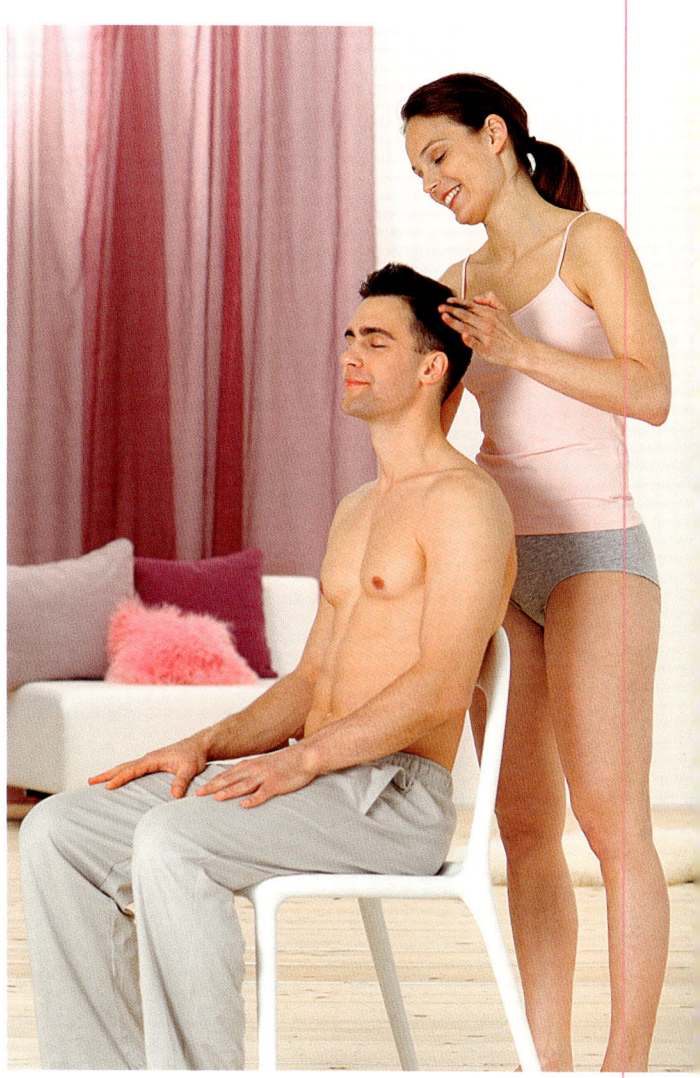

# Kleine Einschlafmassage

### WAS ZEICHNET DIESE MASSAGE AUS?

Nach einem hektischen Tag fällt das Einschlafen manchmal nicht leicht, und auch wenn der kommende Tag viel Stress verspricht, finden viele Menschen nicht gut in den Schlaf. Die kleine Einschlafmassage kann dieses Problem lösen: Statt langem Schäfchenzählen genügt es, in aller Ruhe einige wenige Massagegriffe auszuführen.

### SO WIRD'S GEMACHT

Die Massage kann umso schneller wirken, je ruhiger die Atmosphäre um Sie herum ist. Führen Sie sie erst direkt vor dem Schlafen gehen durch, damit Sie sich danach entspannt ins Bett kuscheln können. Zum Massieren selbst sollten Sie zuerst noch sitzen.

> Legen Sie – noch ohne Massageöl – Ihre Hände links und rechts an den Kopf, sodass die Daumen im Nacken liegen.

> Drücken Sie dann mit den Daumenkuppen in kleinen Kreisen den Rand der Vertiefung am unteren Rand des Schädelknochens.

> Nun geben Sie etwas Massageöl auf Ihre Fingerkuppen und verstreichen es in kleinen Kreisen auf der Mitte der Brust. So kann der beruhigende Duft des Lavendelöls seine Wirkung am besten entfalten.

> Danach massieren Sie mit der Spitze des Zeigefingers in kleinen Kreisen mit sanftem Druck den Punkt direkt zwischen den Augenbrauen.

> Zuletzt massieren Sie mit beiden Händen gleichzeitig mit den Kuppen der Zeige- und Mittelfinger den Bereich unterhalb des Knies auf der Außenseite der Schienbeine.

> Massieren Sie langsam in kleinen Kreisen mit spürbarem Druck etwa zwei Minuten lang diese besonders beruhigenden Punkte.

**Zeitaufwand:** etwa 5 Minuten
**Selbstbehandlung:** ja
**Partnerbehandlung:** ja
**Massageöl:** 1 Teelöffel Mandelöl mit 1 Tropfen ätherischem Lavendelöl mischen, Allergietest (Seite 21)
**Sonstiges:** Öl ganz einmassieren oder einziehen lassen
**Wirkungen:** beruhigend und entspannend, hilft beim Einschlafen

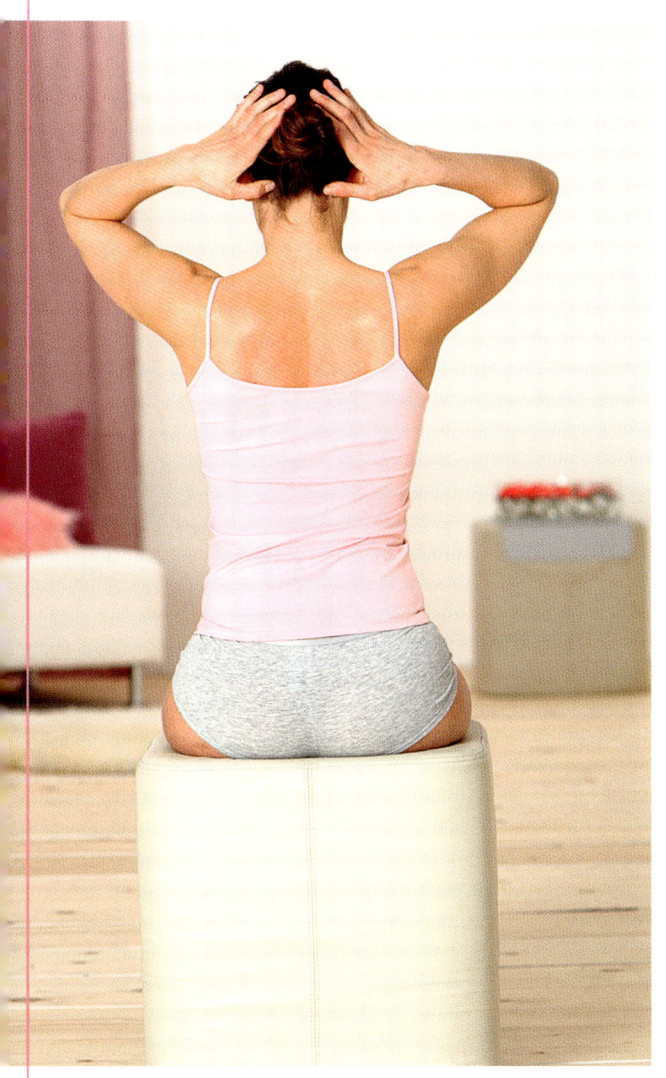
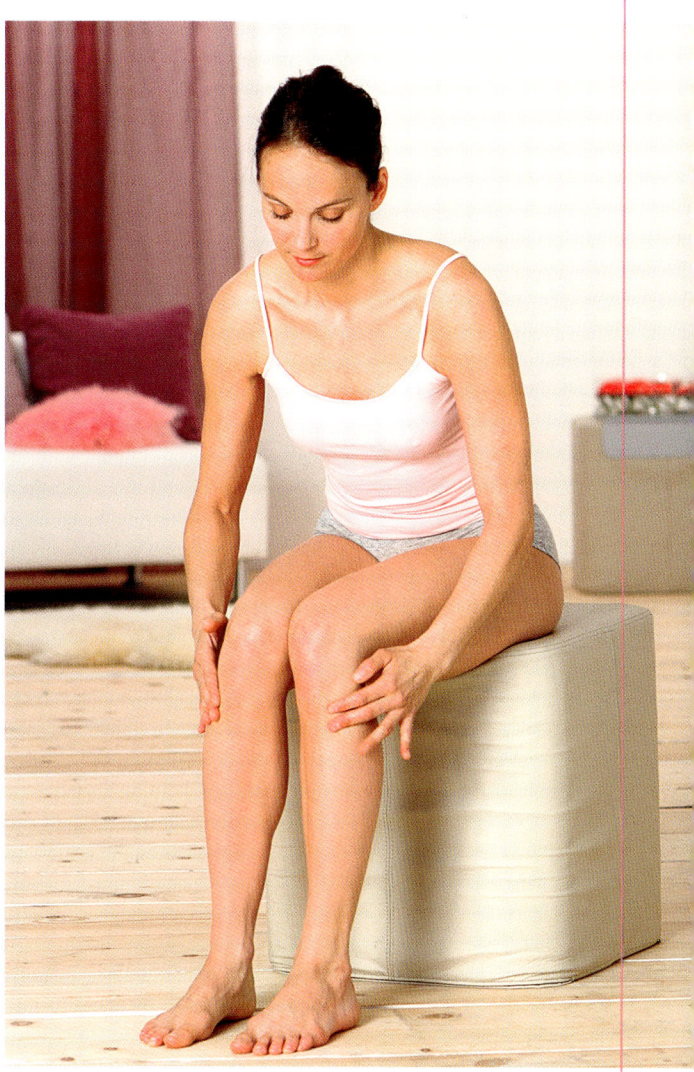

# Sachregister

# Massageregister

## Die Autorin

Rahel Rehm-Schweppe ist staatlich geprüfte Physiotherapeutin mit Zusatzausbildung manuelle Therapie und Osteopathie. Schwerpunkte ihrer derzeitigen Tätigkeit sind außerdem Wellnessmassagen und östliche Massagetechniken.

**Bibliographische Information der Deutschen Bibliothek**
Die Deutsche Bibliothek verzeichnet diese Publikation in der Deutschen Nationalbibliographie; detaillierte bibliographische Daten sind im Internet über http://dnb.ddb.de abrufbar.

## BLV Buchverlag GmbH & Co. KG

80797 München

© 2008 BLV Buchverlag GmbH & Co. KG, München

**Bildnachweis:**
Alle Fotos von Susanne Kracke,
außer S. 5, 19, 108: Antje Anders

Grafiken: Jörg Mair (S. 13), Sandra Menke (S. 17, 38)

Umschlaggestaltung: BLV/Timo Wenda, nach einem Entwurf von Sabine Fuchs, fuchs_design, München
Umschlagfotos: Susanne Kracke

Lektorat: Martina Gorgas, München/Manuela Stern
Herstellung: Angelika Tröger
Layoutkonzept Innenteil: Sabine Fuchs, fuchs_design, München
Layout und Satz: Uhl + Massopust GmbH, Aalen

Gedruckt auf chlorfrei gebleichtem Papier

Printed in Germany
ISBN 978-3-8354-0391-8

**Hinweis**
Das vorliegende Buch wurde sorgfältig erarbeitet. Dennoch erfolgen alle Angaben ohne Gewähr. Weder Autorin noch Verlag können für eventuelle Nachteile oder Schäden, die aus den im Buch vorgestellten Informationen resultieren, eine Haftung übernehmen.

# Eine kleine Auswahl aus unserem großen Programm

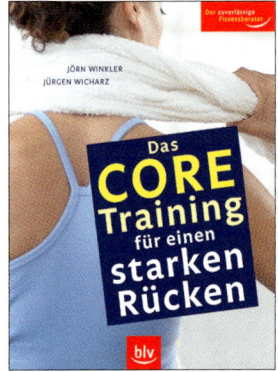
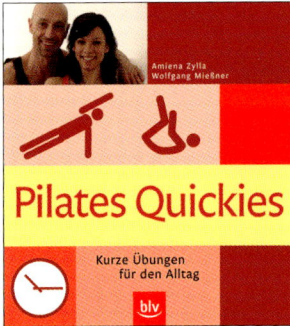
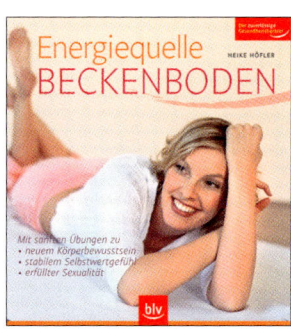
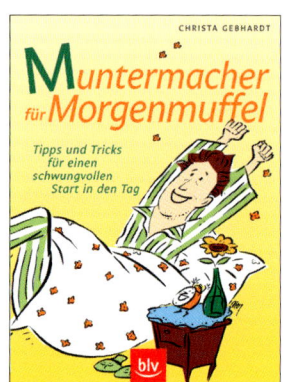
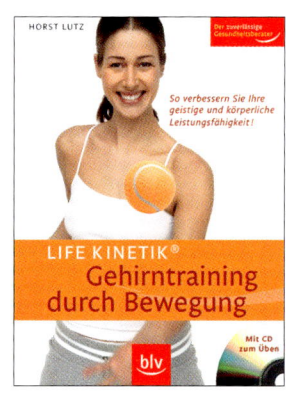